U0335835

饮食术

风靡日本的科学饮食教科书

（日）牧田善二　著

肖　爽　梁永宣　译

中国中医药出版社

·北 京·

图书在版编目（CIP）数据

饮食术：风靡日本的科学饮食教科书 /（日）牧田善二著；
肖爽，梁永宣译 . —北京：中国中医药出版
社，2020.10（2020.12重印）
ISBN 978-7-5132-5915-6

Ⅰ . ①饮… Ⅱ . ①牧… ②肖… ③梁… Ⅲ . ①饮食营
养学—基本知识 Ⅳ . ① R155.1

中国版本图书馆 CIP 数据核字 (2019) 第 276600 号

中国中医药出版社出版
北京经济技术开发区科创十三街 31 号院二区 8 号楼
邮政编码　100176
传真　010-64405750
河北品睿印刷有限公司印刷
各地新华书店经销

开本 880×1230　1/32　印张 7.75　字数 175 千字
2020 年 10 月第 1 版　2020 年 12 月第 4 次印刷
书号　ISBN 978 – 7 – 5132 – 5915 – 6

定价　59.80 元
网址　www.cptcm.com

社 长 热 线　010-64405720
购 书 热 线　010-89535836
维 权 打 假　010-64405753

微信服务号　zgzyycbs
微商城网址　https://kdt.im/LIdUGr
官方微博　http://e.weibo.com/cptcm
天猫旗舰店网址　https://zgzyycbs.tmall.com

如有印装质量问题请与本社出版部联系（010-64405510）
版权专有　侵权必究

前　言

健康的差异取决于每天的"饮食方法"
合理饮食是提高工作效率的最佳方法

在我作为糖尿病专科医生行医工作的 38 年间，曾经诊治了多达 20 万人次以上的患者。

糖尿病患者虽多为正值壮年的职场人士，但实际上，患糖尿病后会很容易患上心脑血管疾病、癌症、痴呆等多种疾病。因此，我本人以及所经手的患者都不能只专注于治疗糖尿病。那么索性就把预防和尽早发现各种疾病作为我们的重要课题。

在长期防治各种疾病及观察每一位患者的日子里，我发现，在这些貌似相同的职场人士之间，存在着巨大的"健康差异"。

很多人希望能工作到 80 岁，健康地活过 100 岁。但同时也有很多人担心自己会在退休前就患上危及生命的疾病。

举例来说：假设我们收集 100 名 40 岁左右的职场人士作为样本，那么，其中有 20% 处在"健康上游"，而其余的 80%，很遗憾只能说是处于"健康下游"。

这种差异也许在 40 岁左右时很难察觉到，但实际上已经出现工作效率降低的现象，健康正在一步步被侵蚀。而且，从 50 岁开始，这些潜在的亚健康就会变为真正的疾病显现出来。

造成这些职场人士健康差异的无疑是"每天的饮食"。因此，饮食远远超出了您的想象，不仅会左右您的健康，也会对您的工作状态造成影响。

精神饱满地投入工作的各位职场人士，你们最该重视的不是销售额，也不是人脉，而应该是为提高工作效率而努力工作的您自己，应该重视的是如何正确地向您自己的身体内注入正确的营养。

不难想象，无论多么高级的车，如果总是加那些满是杂质的劣质汽油，它也会抛锚罢工。但是，轮到自己的身体，却有很多职场人士满不在乎，不懂得如何善待自己。

不舒服的原因绝大部分取决于"血糖值"

何谓符合人体机制的正确饮食？

"嘿嘿，我每天吃的，那可都是相当于高标号汽油的好东西哦！"

我似乎能听到这样充满自信的反驳。

现在，很多人在思考健康与饮食之间的关系，而且这样的人在不断增加。知性的职场人士对"听说 ×× 对身体好"等信息也十分敏感吧！

但是，正是在这些信息中隐藏着巨大的陷阱。

大家都仅仅在关注"××对身体好""××对身体不好"等这些"成分"，其实有远远比成分更重要的要素。

人体拥有完备的"消化吸收系统"。因此，从口中吃进去的东西被消化，成为"改变了形态的营养素"，之后按照需要被吸收。

这个"改变形态"很重要，吃进去的东西不会直接成为身体的一个组成部分，而需要通过代谢的过程改变结构，合成转换为各种物质。

为了理解这种内部结构的学问叫作"生物化学"。它是探究生命现象、探究所谓人体机制的学问。

详细内容我们将在后面加以阐述。人类从很久以前就一直拥有消化吸收系统，而指挥它行动的是"大脑的命令"，脱离了这种生理机制的饮食方法原本就是不可能的。

但是，社会上许许多多"不可能"的饮食方法层出不穷。

我曾深入学习了生物化学，其中满是些被许多医生厌烦、被称为"龟甲"的化学式；我更熟知在消化、吸收的过程中人体会发生怎样的反应。

从我这样的专业人士的角度而言，有些东西是绝对不可言及的。而在当今社会，这些东西却在到处泛滥。

在本书中也会多次提及，罐装咖啡、饮料等这些"不需要咀嚼的糖类"就是典型的例子。但是，许多职场人士却每天都在尽情地摄取着这些东西。

- 不断悄悄增加的体重减不下来

- 被医生警告血压过高

- 容易疲劳

- 工作中犯困

- 注意力不能持续集中

您也有各种各样的身体不适吧！

其实，这些状况的根本原因都在于"血糖值"。

书中将会详细阐述：困扰职场人士的疾病和身体不适，九成以上都是血糖值的问题。血糖值高或者数值反复急剧升降，都会给我们的身体造成超乎想象的打击。

而且，这些现象都是由现代人的独特"饮食方式"造成的。我们常常被医生指导说"饮食要营养均衡"，但是，到底什么才是营养均衡的良好饮食呢？很多人都难以理解。大家自以为自己的做法很得当，但实际上却造成了"肥胖→衰老→患病"的怪圈。

何谓有科学依据的饮食术？
不要被民间传言、自我健康法所欺骗！

有位 40 岁的男子，每天早上用榨汁机打一杯新鲜的橙汁，喝了这杯鲜榨橙汁后才出发上班，他理直气壮地说："我在做对健康有益的事情。"那么，这么做的科学依据是什么呢？只是"因为是鲜榨的所以应该对健康有益"，这一点无论如何都不能被算作可以信赖的科学依据。

您是否知晓那杯果汁中含多少糖分？您是否知晓因为这杯果汁造成了高血糖状态，您正在主动地一步步接近糖尿病等各种疾病？

- 工作前喝瓶能量饮料加加油
- 考虑到营养，每天早上吃麦片
- 用"一日量蔬菜汁"来补充蔬菜的不足
- 为了不摄取过多的热量，经常控制脂质的摄取量
- 有时间就跑步
- 控制饮酒

从自称"注重健康的职场人士"那里听到的种种努力，简直可以说是"为了得病做出的努力"。说实话，大多数职场人士在工作上都非常优秀，但是，说到往自己嘴里填东西这个方面，则可以说是非常无知的。

比如，有些人为了减肥而拼命控制热量和脂肪的摄取。而在现如今的医学常识中，产生肥胖的原因是糖类，与热量及脂肪等没有关系。但是，就连一些营养管理师和医生，现在仍然还有很多人相信热量的神话。

本书将根据最新的科学依据，为您说明应该采取的正确饮食方法。我向您传授的饮食术是以生物化学这一研究人体机制的科学、国际上值得信赖的论文，以及我本人诊治20万以上病患的临床经验为基础，因此，其内容完全不同于市面上常见的民间说法及自我保健法，与某些将科学论断扩大化的解释也完全不同。

如果您阅读本书，就能不被风靡一时的流行做法所左右，掌握健康的饮食技巧，并通过这个饮食方法应对"肥胖、衰老、患病"的所有问题。

保持身心健康，是使工作效率最大化的绝对条件，而饮食无非是为此而产生的技能。随着年龄的增长，新陈代谢的速度将不断下降，因此会工作的人也绝不会忽视"吃的东西"和"吃法"。为了能够精力充沛地工作，保证身体健康是绝对不可或缺的。

20多岁或30多岁的人也许在饮食方面不太在意，这当然无大碍。但是，随着年龄的增加，如果这种状态还持续下去的话，工作效率就会渐渐降低。因此，到了中年以后，就必须有意识地计划安排：往身体里输入什么，如何管理饮食。这正是健康差异的分水岭。

本书第一章针对很多职场人士尚不甚了解的"血糖值"这一大问题进行说明。最重要的不是"营养均衡的饮食"这样模糊笼统的概念，而是如何控制血糖值。相信能够让很多人体会到，自己正在践行的是偏离了人体机制的"自我保健法"。

第二章中，根据最新的医疗数据，归纳了10个符合医学规律的饮食新常识和10种有益健康的食物。没有时间的人，只要知道这些，就可以改善自己的饮食习惯。

第三章至第六章，说明"肥胖""衰老""疾病"产生的机制，同时，详细解析有效控制血糖值的饮食技巧。

最后在第七章中，依据有关世界长寿地区的文献，介绍已经通过统计数据得出的"十大长寿法则"。

本书可以从您感兴趣的领域、项目开始阅读，不必拘泥于顺序。

如果您还希望今后好好地工作，度过充实的人生，那么就请您与本书为友，从现在，立即开始改变您的饮食吧！

目　录

第一章　符合人体机制的饮食术
控制血糖是首要关键

1

第二章　符合医学原理的正确饮食法
在被欺骗之前希望您预先了解的饮食新常识

第三章　远离疾病，找回活力！减肥饮食术
通过控制糖类来调整身心的技巧

> ### 第四章　令您24小时保持最佳状态的饮食术
> ### 通过早、中、晚一日三餐提高原有力量的技术

第五章　外貌、精神、体力，都不易衰老！ 让您延缓衰老的饮食术
重拾青春及柔韧性的饮食方法

第六章　恢复原有的免疫机能！
不患疾病的饮食术
现代人远离癌症的饮食方法

第七章　百岁老人共同遵守的10个原则
全世界的统计数据告诉我们长寿的秘诀

第一章

符合人体机制的饮食术

控制血糖是首要关键

世俗之说、自我保健法、极端的饮食方法，
千万不要被这些方法所迷惑！
我们该如何运用正确的医学知识管理好自己的身体？

层出不穷的减肥法、"最新"饮食法。

这些方法要么是无视人体机制的饮食方法，

要么就是将一部分功效夸大地宣传，

其中不少方法令人不禁生疑。

那么，到底什么才是正确的饮食方法呢？

本书基于最新的医疗数据及医学论文、临床研究，

揭开造成肥胖、衰老、疾病的"血糖值"之秘密！

是什么在不知不觉间导致我们身体不适

看似有益健康的物质其原形是什么

"今天也加油干吧！"

A 先生，30 多岁，就职于某保险公司。每天早上，他都会在公司大厦的自动售货机买罐装咖啡，然后带回到自己的座位上，一边饮用一边打开电脑查阅邮件。就这样开始他新一天的工作，日复一日。

我们经常能看到像 A 先生这样的，每天以罐装咖啡为伴的职场人士。电视广告会通过"它能让你清醒，神清气爽地开始工作"等宣传加深您的印象，而且也许您也正受到这些广告宣传的影响。

但是，对于非常重视健康的职场人士来说，罐装咖啡是恶魔般的饮料。绝对是不喝为妙！

不仅是罐装咖啡，瓶装咖啡也一样。这些容器里装的所谓"咖啡饮料"，与咖啡厅出售的现磨咖啡完全不是一种东西。因为它只不过是"砂糖溶化后的液体"，过量饮用会有碍健康。

请参看表 1-1。此表显示了现在市面上常见咖啡饮料每瓶（罐）的糖类含量。

比如"BOSS 丝滑牛奶咖啡"这款商品，每 100 毫升含糖类 *8.9 克，这样，如果喝 500 毫升的瓶装咖啡饮料的话，换算成方糖数量，竟然相当于 11 块。"Georgia MAX COFFEE 乔治炼乳咖啡"这款商品，容量比较小，为 250 克。1 罐相当于 6 块方糖。

---

* 确切地说，碳水化合物＝糖类 + 食物纤维。但是由于食品中的食物纤维含量极少，所以这里按照糖类≒碳水化合物计算。

不仅是咖啡饮料。如表 1-2 所示，自动售货机或者便利店销售的很多常见饮料中大多都含有大量糖类。

也许您知道，可乐等甜味的清凉饮料中含有很多糖类，但您需要留心那些看似有益于健康的商品。

这里我只举出了最具代表性的饮料，如"WEIDER 威德 in 果冻·能量饮料"中含糖 45 克（相当于 11 块方糖）、"C.C. 柠檬"中含糖 50.5 克（相当于 12 块方糖）、"三得利 DekavitaC 能量饮料"中含有 28.3 克（相当于 7 块方糖）。像这样，很多饮料中都含有大量的糖类。

本来，正常的健康人体内约有 4.5 升血液，其中葡萄糖浓度（血糖值）在空腹时为 5.0mmol/L。也就是说，人体血液中含有 4 克左右的葡萄糖。之所以是这个数值，是因为对人体而言，这个量就足够了。

那么，既然 4 克就足够了，我们却喝下咖啡饮料等，突然给身体里加入了大量的砂糖，接下来会怎么样呢？人体根本没有预想到会发生这样的事情，于是就会造成混乱。

表 1-1　热销罐装咖啡饮料的糖类含量（包括塑料瓶装饮料）

商品名	100mL/100g 的碳水化合物（g）	容量	每瓶的碳水化合物（g）	每瓶相当的方糖数（块）
Georgia MAX COFFEE 乔治炼乳咖啡	9.8	250g	24.5	6.1
BOSS 丝滑牛奶咖啡	8.9	500mL	44.5	11.1
STARBUCKS 星巴克拿铁咖啡	8.6	200mL	17.2	4.3
BOSS 欧蕾咖啡	8.0	185g	14.8	3.7
Dydo 达亦多混合咖啡	7.4	185g	13.6	3.4
Doutor 罗多伦牛奶咖啡	7.1	500mL	35.5	8.8
Georgia 乔治翡翠山混合咖啡	6.9	210g	14.4	3.6
BOSS 彩虹山混合咖啡	6.8	185g	12.7	3.1
WONDA Morning shot 咖啡	6.6	185g	12.5	3.1
Dydo 达亦多特浓咖啡 微糖	5.5	150g	8.2	2.0
Georgia 高级咖啡 微糖	3.2	260mL	8.3	2.0

注：根据公司厂家官方网页数据计算得出。

表 1-2　热销清凉饮料的糖类含量

商品名	100mL/100g 的碳水化合物（g）	容量	1瓶/1袋的碳水化合物（g）	1瓶/1袋相当的方糖数（块）
WEIDER 威德 in 果冻·能量饮料	25.0	180g	45.0	11.2
奥乐密 C 功能饮料	15.8	120mL	19.0	4.7
三得利 Dekavita C 能量饮料	13.5	210mL	28.3	7.0
Welch's 维尔奇橙汁 100%	12.0	800mL	96.0	24.0
芬达橙汁汽水	11.5	500mL	57.5	14.3
可口可乐	11.3	500mL	56.5	14.1
朝日三箭苏打	11.0	500mL	55.0	13.7
可尔必思乳酸饮料	11.0	500mL	55.0	13.7
红牛	10.8	250mL	27.0	6.7
ORANGINA 法奇那橙味汽水	10.4	420mL	43.6	10.9
C.C. 柠檬	10.1	500mL	50.5	12.6
加拿大干姜汽水	9.0	500mL	45.0	11.2
KAGOME 可果美野菜生活 100 橙汁	7.4（糖类）	200mL	14.8（糖类）	3.7
KAGOME 可果美野菜一日混合果蔬汁	6.8（糖类）	200mL	13.7（糖类）	3.4

商品名	100mL/100g 的碳水化合物（g）	容量	1 瓶 /1 袋的碳水化合物（g）	1 瓶 /1 袋相当的方糖数（块）
宝矿力水特	6.2	500mL	31.0	7.7
I LOHAS 乐活透明水蜜桃味天然水	4.8	555mL	26.6	6.6
AQUARIUS 水动乐	4.7	500mL	23.5	5.8

注：根据公司厂家官方网页数据计算得出。

"血糖值"是健康管理的首要关键

不正常的血糖值是造成您日常焦虑、衰老、疾病的罪魁祸首

"血糖值"这个词，您一定已经了解了吧。公司的健康体检中，也会测"空腹血糖值"，以及能反映近1～2个月血糖变化状况的"糖化血红蛋白值"等。如果这些数值偏高，就会怀疑体检者患有糖尿病。

血糖值高，不仅说明有糖尿病，毫不夸张地说，它还决定了您的整体健康状态。

第一，"高血糖值状态导致肥胖"，这是事实。

详细的机制将在第三章中进行说明，在这里要先告诉您，肥胖不是因为吃了油腻的东西，而是"因为血糖值上升"。相反，只要您能将血糖值控制在较低状态，无论吃肉还是吃油炸食品，您都会瘦下来的。

肥胖者会被医生建议"减肥吧",那是因为肥胖是所有疾病的导火索,这是毋庸置疑的。脑部疾病、心脏疾病、癌症、痴呆等,这些可怕的疾病都与肥胖有关。

另一方面,糖尿病患者中患此类疾病的概率偏高,这一点也已被证明。实际上,高血糖值本身就在各个方面损害着身体。

关于这一点,也将在后面详细阐述。这里首先要告诉大家,血糖值高就会导致免疫力下降,名为"AGE"的有害物质会不断加速人体衰老。血糖值高,则血管、内脏以及皮肤的外表都会变得衰老。

另外,血糖值不稳定,还会招致焦躁、倦怠、恶心、头痛等不适症状。

可以说,控制血糖值就是健康管理的首要关键。

如果理解了这个道理,就不会对自己的血糖值漠不关心了。

比如,据说效力于国外足球队的日本代表选手,为了能有上佳表现,使用"瞬感扫描式葡萄糖监测仪"控制血糖,关于这个血糖仪我将在第三章中详细介绍。

此血糖仪原本是针对糖尿病患者开发的,但是如今很多具有较强健康意识的人士也用其进行自我健康管理。

也就是说,知性的职场人士如果想科学地塑造健康体魄,首先列出的课题就应该是"控制血糖值"。

而且,要控制血糖值就只能认真思考饮食问题。

很多现代人实际上是"糖类中毒"

饭后高血糖引起的不适感

可是，本应该知识水平很高的多数职场人士，却由于摄取不必要的高糖饮料，造成血糖值从早晨开始就被大幅度提高。

使血糖值提高的就只有糖类，脂质、蛋白质都不会提高。因此，多吃些黄油煎的肉，血糖值不会上升，而血糖值不上升，也就不会发胖。

相反，仅仅 1 瓶饮料，就会急剧抬高血糖值，进而造成肥胖，并有害于身体健康。这是因为饮料中含有大量的糖类。

糖类的另一种说法叫作碳水化合物。实际上，在富含糖类的清凉饮料中大多不标出"糖类 ×× 克"，而是标示出"碳水化合物 ×× 克"。所以，大家很难注意到。

糖类（约等于碳水化合物）包含在米饭或面包、馒头、面条、水果、蛋糕或仙贝之类的点心、清凉饮料之中，包含在职场人士日常摄取的各种食物中。

只要您摄取了这些含糖类的食物，血糖值就会无一例外地被抬高。当然，抬高的程度和速度各不相同。

请参看图 1-1。

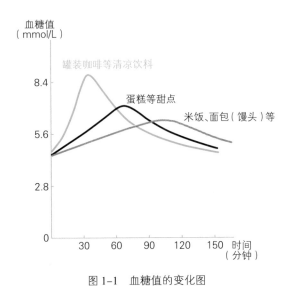

图 1-1　血糖值的变化图

　　米饭或面包、馒头这样的固体食物提升血糖值的速度较缓。这是因为在胃中消化需要时间。但是，液体则会迅速通过胃到达小肠被吸收，使血糖值直线上升。

　　健康人的血糖值一般空腹时为 4.4～5.0mmol/L。吃米饭或者面包、馒头等固体食物一个小时后，血糖值会达到 6.7mmol/L 左右，然后慢慢下降。如果是这种缓慢的升降则没有问题。但是，如果以液体形式大量摄取糖类的话，就会出现严重状况。

　　摄取液体的糖类后，血糖会立刻上升，30 分钟后就会达到最高值。如果饮用 1 罐咖啡饮料，即使没有糖尿病的健康人，30 分钟后的血糖值也会迅速升至 7.8mmol/L 左右。这叫作"餐后血糖峰值"。

　　血糖峰值后，又会马上出现血糖值的迅速下降，血糖值就像坐过山车一样，由高峰跌至低谷，出现血糖值过低的状态。

此时，身体里发生了怎样的变化呢？下面我来简单介绍一下。

当血糖值迅速上升时，就会分泌血清素、多巴胺等神经递质，人会变得情绪高涨，心情愉悦。因此，就容易误认为"工作之前喝一罐咖啡饮料正好可以调动工作积极性"。这种感到兴奋开心的状态叫作"极乐点"。

另一方面，血糖值急剧上升后，身体为了降低血糖值，就会慌张地赶紧从胰腺急速分泌大量的叫作胰岛素的激素。然后，血糖值就会急剧下降。

血糖值大幅度下降后，人的情绪状态就会急转直下，起初的愉悦转瞬消散，焦躁、恶心、困倦等不快症状随之袭来。

于是，就会想"再回到那种兴奋开心的状态"，就会想摄取能提升血糖值的糖类，如此循环往复。

这是一种叫作"糖类中毒"的非常严重的大脑异常症状，但已经陷入中毒状态的本人却毫无察觉。

事实上，清凉饮料的生产厂家设计商品时也是费尽心思，努力使人到达极乐点。可以说，就是通过增加糖类中毒患者的数量来获取利益。故而知性的职场人士，绝对不能轻易掉入其圈套中。

是什么降低了工作效率

事实上有很多人处于低血糖状态

血糖值的激烈波动，不仅会引起糖中毒，还会造成每天工作效率的低下。

请参看图1-2，图中呈现了低血糖的症状。人们在血糖值低于

3.9mmol/L 的状态下，根本无法集中精神工作，如果再继续下降，就会陷入非常不舒服的状态。

但是，健康体检时只检测空腹血糖值、糖化血红蛋白值，而不会检测这种血糖值的"日内变动"。因此，很多人没有察觉在自己的身体里发生了餐后血糖峰值现象。或许您就是其中一员。

当健康体检时检测的空腹血糖值或糖化血红蛋白值出现异常时，为了判断是否确实得了糖尿病，需要接受"口服葡萄糖耐量试验"。

所谓口服葡萄糖耐量试验，是指在空腹状态下口服 75 克无水葡萄糖，然后测其 120 分钟的血糖变化，观察病人耐受葡萄糖的能力，以判断是否为糖尿病，如图 1-3 所示。

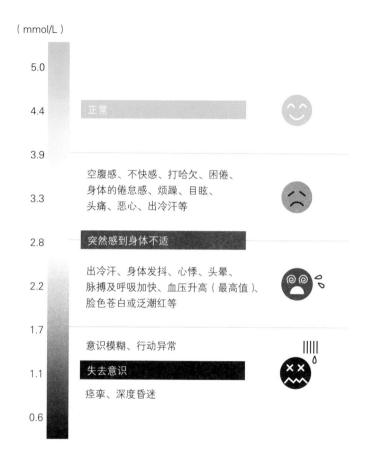

（mmol/L）

5.0

4.4　　正常

3.9

3.3　　空腹感、不快感、打哈欠、困倦、
　　　　身体的倦怠感、烦躁、目眩、
　　　　头痛、恶心、出冷汗等

2.8　　突然感到身体不适

2.2　　出冷汗、身体发抖、心悸、头晕、
　　　　脉搏及呼吸加快、血压升高（最高值）、
　　　　脸色苍白或泛潮红等

1.7　　意识模糊、行动异常

1.1　　失去意识

　　　　痉挛、深度昏迷

0.6

出自ARKEAY（株）手册（监修　南昌江内科诊所院长　南昌江）

图1-2　低血糖值的症状

糖尿病的判定标准

时间（分钟）	静脉血糖值（mmol/L）	
0	6.1 以下	7.0 以上
120	7.8 以下	11.1 以上
	满足两者 正常	满足其中一项 糖尿病

既不属于正常也不属于糖尿病者为 临界型

注意：60分钟时的血糖值为 10.0mmol/L 以上的情况，很容易恶化为糖尿病，相当于临界型。

口服糖耐量试验的正常值

时间（分钟）	血糖值（mmol/L）	胰岛素值（μU/mL）
0	4.7	10
30	7.7	57
60	6.8	51
90	6.1	43
120	5.7	40

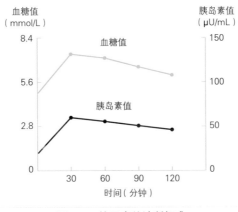

图 1-3　糖尿病的诊断标准

饮食术
——风靡日本的科学饮食教科书

但是，由于该试验只能测试 120 分钟内的数值，所以，120 分钟之后的数值，医生和本人都无法知晓。

不过，将测试时间延长至 300 分钟的试验，已经在位于鹿儿岛的今村医院分院等地实施。该试验的被试者需要接受 5 小时以上的封闭试验检测，并接受 11 次采血，现已有 26 名志愿者接受试验。

并且，此试验结果带给我们非常重要的启示。

试验结果显示（图 1-4、图 1-5），许多本应健康的被试者，经过 150 分钟、180 分钟后，竟然陷入明显的低血糖状态。

虽然在平时的健康体检和一般性的口服葡萄糖耐量试验检测中均未发现异常，但实际上很多人遭受着这种危险的血糖值变化。

而且，造成这种状况的原因，正是由于平时生活中摄取了太多"看不见的糖"。我认为，当代很多职场人士都置身于同样的生活环境。

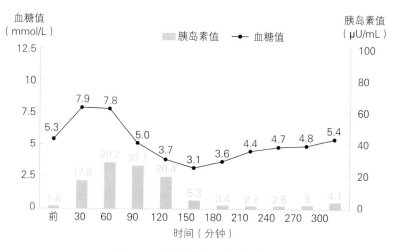

图 1-4　志愿者①（20 多岁男性）

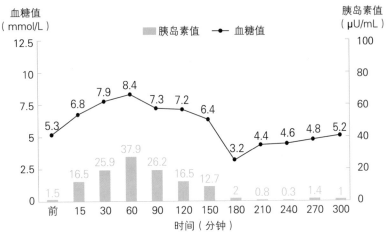

图1-5　志愿者②（40多岁男性）

日常性的疲惫感、困倦、焦躁的原因

健康人陷入不适状态的原因

在血糖值升高时，为了降低血糖，健康人的胰腺会分泌胰岛素。

而且，血糖值与释放出的胰岛素的量原本应该是如图1-3所示，呈现"并行"状态。但是，在刚才介绍的鹿儿岛的试验中我们得知，有很多"健康者"没有保持并行状态。

不断摄取罐装咖啡等饮料的糖类后，会造成胰岛素分泌变慢。正常人会在摄取液体糖类的30分钟后迅速分泌胰岛素。但是，长期不断摄取罐装咖啡等，胰腺功能会减弱，很难分泌胰岛素。而在此期间，血糖值却不断上升。然后，针对这种上升状态又慌慌张张地大量分泌胰岛素，这种分泌晚了半拍，这样又造成血糖值降低过量。

饮食术
——风靡日本的科学饮食教科书

分泌胰岛素的是胰腺，但是，发出命令的是大脑。本来，血糖值与胰岛素应保持并行状态，不能保持就证明大脑混乱。

图1-6展示的50多岁男子的病例就是典型案例。60分钟后血糖值达11.6mmol/L的高峰，而胰岛素却只分泌了17.7μU/mL，待120分钟后，分泌68.2μU/mL，因此血糖值下降；180分钟后，引起了2.4mmol/L的低血糖值。

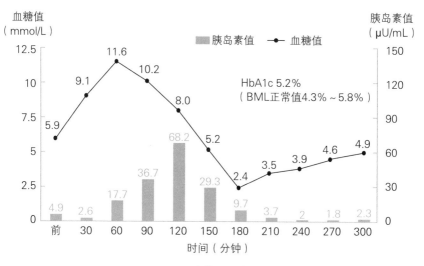

图1-6　志愿者③（50多岁男性）

这种症状叫作"反应性低血糖"。

反应性低血糖多出现在喜欢喝清凉饮料的人群中，这个概念在美国广为人知。

反应性低血糖的症状是，易疲劳、困倦、不安、乏力、头晕、恶心、头疼、焦躁、目眩等，情况多种多样。

无论是哪种症状，例如动辄颓丧地坐下、突然焦躁发火等，都是当代人才拥有的症状。也许，对被"最近总是困得不得了""总是注意力不集中"等状态所困扰的读者来说，应该深有同感吧！

但是，在日本的医生中，还有人认为，"低血糖只出现在注射胰岛素的糖尿病患者身上"，致使医生很难发现低血糖这一病因，患者经常被诊断为抑郁症、自主神经失调症等。

清凉饮料这一恶魔正在侵蚀您的健康
因为喝运动饮料而患糖尿病的少年

那么，下面我介绍一下，如果对这种事态置之不理、任其发展，会出现怎样的后果。

在饮用罐装咖啡、清凉饮料等含糖类多的饮料后，血糖值会急剧上升。身体发现血糖值上升后，胰腺会分泌胰岛素来降低血糖，这些情况想必您已经知道了。

但是，胰腺的努力是有极限的。如果您过度使用它，它的功能不久就会变得迟钝。然后，糖尿病就会光顾。

再发展下去，一旦胰腺罢工、胰岛素枯竭的话，即使您只喝一罐咖啡饮料，血糖值也会飙升到 30mmol/L、50mmol/L。

血糖值超过 45mmol/L 后，就有昏倒的危险。即使叫救护车送到医院，有幸捡回一条命，那也必须作为重度糖尿病患者度过余生。并且，会大大提高患心脏病、脑病、癌症、痴呆等的概率。

有一位 40 多岁的女士，在盛夏因出现脱水症状而被送进医院，医生建议她"勤喝运动饮料"。

这件事后，这位女士就告诉她儿子"学校体育运动练习的时候多喝运动饮料"，每天让儿子带 1.5 ~ 2 升的运动饮料。

这样的生活持续一段时间后，她的儿子在操场上晕倒了，被确诊为重度糖尿病。

不仅仅是运动饮料，大量饮用含糖的清凉饮料而晕倒的案例，无论是在日本还是在全世界，都在不断增加，已经成为社会问题。特别是孩子，极其容易对此类饮料中毒。如果十几岁就患上重度糖尿病，那么也许到了 30 岁就需要透析。

希望大家能够注意到：反应性低血糖是此类悲剧的祸根！

越是低收入人群越容易摄入糖分的原因
为什么超市里比萨饼大量廉价出售

为什么血糖值受到如此重视呢？我刚刚做糖尿病专科医生的时候，日本的成人糖尿病患者还只是 100 人中有 1 人左右的程度。

而现在，高度疑似糖尿病患者的比例高达男性 19.5%、女性 9.2%（根据 2015 年度日本厚生劳动省《国民健康营养调查》）。

而且，如果把前面谈及的"隐性血糖值异常"的人也包含在内的话，我想那个数值就相当高了。

在这种状况下，我们不能单纯地判断为"因为我们的生活欧美化了"。

"欧美化"也有各种各样的情况。比如，由于汽车的普及运动量减少、开始饮用可乐等清凉饮料等，毫无疑问这些是糖尿病增加的原因。而另一方面，食用肉类的增加则跟糖尿病的增加没有关系。

糖尿病曾经一度被称为"富贵病"，认为吃好吃的东西太多了才得这种病。但是，那已经是过去的看法了，那是日本人吃不饱的年代的说法。

而在现在，不如说贫困层的糖尿病正在增加。

当您走进美国的超市，就会看到在销售巨大的比萨饼，10张一套。虽然营养很不均衡，但是由于便宜而且省事，很容易就能填饱肚子，所以非常受欢迎。但是，常常食用这类食品的人，患肥胖、糖尿病以及其他可怕疾病的人数在增加。

这是世界性的倾向，日本也在渐渐步入同样的潮流当中。

战后不久，对多数日本人来说，"白米饭吃到饱"就是梦想。偶有实现了这一梦想的人，也没有谁患上糖尿病。

但是，现在每天都能实现。每天3顿，吃满满上尖儿一大碗白米饭，几乎所有日本人都可以实现。而且，实际上这样做的日本人也很多。

但是，我们的DNA不适应吃饱白米饭。我们的祖先，曾经是采集果实，吃少量的粮食生存下来的。继承了这样DNA的我们，"任性地随便改变了食物"。我认为这就是当今不健康社会的原因所在。将生命之本的食物随意改变，这是很可怕的事情。

水稻种植成功以后，我们的祖先并不是吃白米，而是吃糙米。白白的精米，当时在世界上是不存在的，更不用说白糖、砂糖溶化做成的饮料等东西了。

制造这些东西的，是产业革命以后的当代人。其中，并不只是"因为好吃"，这里还有"因为赚钱"这一企业理论的存在。这一点请大家不要忘记。

每天摄入相当于 40 匙糖的结果

那些麦片、酸奶等食物真的是健康的吗

2015 年在澳大利亚有一部非常火爆的纪录片，叫作《蜜糖的秘密》（原名为：*That Sugar Film*）。

这部电影由导演达蒙·加梅乌亲自主演，展示了现代人因企业理论而陷入糖类中毒的故事。

在日本 2016 年也销售发行了该片的 DVD。遗憾的是，这部电影没能在电影院上映，大概是因为企业的原因吧。因为电影院内正在销售多种清凉饮料。

达蒙导演得知澳大利亚人每天都在摄取着相当于 40 匙的糖类，而且，摄取的糖类没有以能够直接看见的"糖"的形式存在，也就是说，人们在不知不觉间摄取，于是他拿自己进行了试验。

他不是摄取类似点心、垃圾食品等明显含糖类多的食品，而是通过食用类似酸奶、麦片等"健康"的食品，每天摄取相当于 40 匙的糖分。他坚持了 60 天，记录了自己过这样的生活时身心的变化历程。

结果，在血液检查时，甘油三酯及肝功的数值呈现出巨大变化（当然是坏的变化），体重增加了 8.5 千克。

而且，精神方面也逐渐变得怪异。他针对自己的状态做出如下报告：

①早上醒来就觉得身体特别倦怠，想吃糖。

②吃了糖以后，大脑感到很美味，感到幸福，情绪兴奋快乐 45 分钟左右。开心得像个孩子。

③之后身体又会觉得倦怠，注意力下降，焦躁。

④又开始强烈地想吃糖。

这就是明显的糖类中毒。

厂家拼命掩饰的不方便透露的真相

中毒后的"极乐点"是算计好的，受"御用学者"保护

接下来达蒙导演又去了美国。在美国，他曝光了那些通过使人们陷入糖类中毒而获得利益的企业。

有一位十多岁的男孩，由于过多饮用含有大量糖类的清凉饮料，几乎所有的牙都掉光了。

当时，投入多少量的糖类可以使血糖值升高，并使人达到极乐点，是已经被算计好的。也就是说，为了企业的利益特意制造了中毒状态。

但是，对那些属于纳税大户的企业，当地政府都不能出面管治。在美国，有人提出"造成肥胖的不是糖，而是脂肪"，尽管到了现在，世界上仍然有人相信这是真的。

关于这一点，我将在第三章说明，通过对糖类的摄取，血液中的葡萄糖就会过剩，从而转换为甘油三酯，以脂肪细胞的形式滞留

饮食术
——风靡日本的科学饮食教科书

在体内。这对于认真学习过生物化学的人是理所当然的，但也是相当费解的机制。

与这个科学机制相比，"吃了脂肪，所以脂肪在身体里蓄积"，这种说法比较容易被一般人接受。但是，人体并非那么单纯。吃进去的脂肪并不是直接蓄积在体内，更多的是随大便排出体外。

位于赤道附近，有一个叫作瑙鲁共和国的小国家。过去，那里只不过是原住民生活的地方，他们延续着传统生活方式和习惯。但是，自从发现了磷矿资源以后，就变得非常富有，1968 年独立。

由于磷矿的开发，那里的人们过上了轻松的生活，不用工作就可以从政府领钱。与此同时，从以美国为首的各发达国家引入了能够代表"文明食品"的可口可乐、汉堡包。

不工作又常吃这类食品的人们，很快就陷入了糖类中毒，创造了八成人口肥胖这样的世界最差纪录。

而且，磷矿资源枯竭后，现在转跌为最贫困国家之一，成为只剩下肥胖、糖尿病等文明病泛滥的贫困国家。

其他一些国家也是如此，出现了一些把砂糖运到有钱的地方，并借此发财的人。

日本人也许已经不再被可乐所欺骗了。但取而代之的是，很快就成了"对健康有好处""获得能量""头脑清醒"等宣传语的俘虏。

这些利用宣传语售卖的商品中含有很多糖类。

即使这样，当代人也戒不掉摄取糖类的原因

糖类中毒与药物中毒一样吗

在山里遇难的人们，丧生的原因大多是低体温症。但如果能够保持体温、喝到河水等，即使没有食物也能生存 1 个月。

如果持续不摄取食物，肝细胞就会将蓄积的糖原释放出来，如果糖原也消耗尽了，脂肪细胞中的甘油三酯就会燃烧（确切地说，是将脂肪作为能量源使用，其中一部分变为葡萄糖释放至血液中），我们会因此获得能量，使血糖值安定，从而延续生命。

反言之，即使在饥饿状态下也能生存的人，血糖值不会降至过低。之所以登山者常常准备一些巧克力、羊羹等重量较重但富含糖类的食物，就是因为在紧急时刻吃这些东西是最高效的。

对现代的日本人来说，很少遇到这种"紧急时刻"。但是，我们的祖先却是时常面临着危机。他们经常挨饿，处于"什么时候死去都不奇怪"的状态。

处在这种状况下的祖先，脑中"血糖值不能降至过低，有机会就要摄取糖类"这样的指令已经被程序化了，而且我们继承了这一点。世上可能会有不吃蔬菜、不吃鱼的人，但没有讨厌吃米饭、吃拉面的人，就是这个原因。

也就是说，为了生存下去，我们已经被塑造成"为了摄取糖类"而存在的个体。

而且，在食用糖类以后，我们会感到一种获得褒奖的幸福感。摄取糖类，血糖值上升后，就会分泌血清素和多巴胺等，大脑就会

饮食术
——风靡日本的科学饮食教科书

感到愉悦。关于这一点前面已经说过。

这种结构是在处于饥饿状态的祖先时代"为了不让血糖值过分降低丢掉性命"而形成的。但是，现代人变得不同，虽然不饿却为了获得大脑的愉悦感而摄取糖类。这正是糖类中毒。

美国国家药物滥用研究所（NIDA）所长诺拉·沃尔科夫博士是药物依赖研究的第一人。他将研究专题扩展至过度饮食及肥胖问题等，指出"药物依赖与过度饮食的机制相似"，两者都是为了使大脑获得"犒赏"而不断重复的中毒。

明明已经被医生告诫"你要减肥"，可是看到拉面店的招牌却禁不住跨进店门，不吃甜面包就得不到满足等，这些根本不是意志不坚定，而是大脑中毒造成的。大家有必要注意到这一点。

表 1-3 中，我做了"糖类中毒测试表"，请您客观地审视一下自己现在的状态。

请用"是"或"否"回答下列问题。

表 1-3　糖类中毒测试表

1	明明早餐吃饱了，可是午餐前就饿了	是 · 否
2	垃圾食品、甜食，吃起来就很难停下来	是 · 否
3	餐后时常体会不到满足感	是 · 否
4	看见食物，闻到香味就想吃	是 · 否
5	有时肚子没饿，可是晚上还想吃东西	是 · 否
6	总想吃夜宵	是 · 否
7	吃得过饱，觉得身体没劲	是 · 否
8	午饭后，总觉得疲劳或是有空腹感	是 · 否
9	有时明明吃饱了，却还停不下筷子	是 · 否
10	有过减肥反弹的经历	是 · 否

您回答了几个"是"？

0-2个　　非中毒

3-4个　　轻度中毒

5-7个　　中度中毒

8-10个　　严重中毒

　　值得一提的是，进行这个检测后结果发现，有 75% 的肥胖者是糖类中毒。

"早期智人"的饮食是忠实于 DNA 的

重新审视为了生存而编排的原始程序

　　我的一位患者曾给自己养的猫喂甜面包吃，因为猫吃得很高兴。可是，那只猫患上了糖尿病，早早地死去了。

　　如果是狗、猫这样的宠物当然没有办法，是因为主人的喂养才落得如此下场，它们自身无力预防。但是，我们人类可以自己判断，选择什么可以吃，什么不可以吃。

　　为此，应该回归"本来应有的姿态"。

　　不仅是人类，猫、狗以及其他野生动物，最初第一只出现的时候也都是完美的。大脑中感受空腹感和饱腹感的方法、消化与吸收、代谢的结构等都是从最初就被设计好的，被程序化了，于是就会按照那个程序活着。

　　据说"早期智人"在非洲诞生是距今 20 万年前的事情。自那以后，他们就到处移动，在地球的各地寻找生存之处。一部分人到了东南亚，不久日本列岛也出现了人类居住的迹象。

经过旧石器时代迎来了绳文时代，日本列岛的人们拥有居所开始定居。可以推测，他们会钓鱼、狩猎，猎取野猪、鹿、亚洲黑熊等动物，更多的是储藏橡子、七叶树的果实、栗子、核桃等坚果类食物，并使用陶器煮熟食用。另外，应该还食用了蕨菜、紫萁等山菜。在沿海生活的人们可能还食用了海藻类食物。

这些野生植物，富含优质蛋白质、维生素和矿物质，确保了生存所必需的营养成分。当时的生活环境一定比现在要恶劣得多，但是我们的祖先生存了下来。从这一点上可以说，他们的饮食生活应该是与他们所具有的 DNA 十分相称的。

符合我们 DNA 的饮食是怎样的呢

向绳文人学习理想的饮食生活

狮子、豹子等由于具备快速奔跑的能力，所以可以捕获猎物。猴子体型小巧，但是可以从一棵树跳到另一棵树上摘取果实。像这样，所有的动物都具有本种类动物所特有的某种运动能力，并通过运用这种能力获取食物。

人类与其他动物的最大区别就是大脑发达，只有人类凭借发达的大脑掌握了"农业"。时间或早或晚，人类在地球上的各个地方开始了农业发展，通过种植稻米、小麦、玉米、马铃薯等，成功地确保了食物的稳定供应。

无论在哪个地域，随着农业的发展，人口都急剧增加。正因为大脑的发达，人类才得以如此繁衍。

另一方面，当初人类在诞生的时候并没有预先设想到会有农业，因此可以说是不得已开始了与原本编排的 DNA 不相协调的饮食生活。

虽然日本被认为是稻作文化国家，但是真正种植稻米是弥生时代才开始的，从欧亚大陆过来的外来人口带来了种植稻谷的方法。在那之前，在日本列岛生活的绳文人是通过采集和狩猎获得食物的。

而且，绳文时代持续了长达一万二千余年，这是昭和时代、平成时代所无法比拟的。

追根溯源，我们的祖先是由古代的原住民与从欧亚大陆来的外来人混血而逐渐形成了当代的日本人，这一见解已得到支持。但是，国立科学博物馆神泽秀明的研究证明，现代日本人继承绳文人的DNA 更多。

基于这样的事实，可以认为，我们的身体本来是应该按照一万四千年前的绳文人那样生活的。

但是，特别是近百年，我们随便改变了这个状态。因此，我认为各种各样疾病的产生正是这种改变所导致的结果。

现在，"控糖"已被广泛认识，但其中也有一部分"专家"尚一知半解，对其做出错误的解释。还有人提出"控糖对身体不好""不适合日本人"等观点。

事先声明，本书的目的不在于驳倒这些人的论断。但是，我可以通过认真扎实地学习生物化学知识，阅读具有科学根据的论文，并基于诊治的大量糖尿病患者案例，自信地向您推荐本书的饮食方法。

追溯疾病的根源，一定会有糖

为什么过去没有生活习惯病呢

人的大脑的确非常聪明，但是有时也会因不服输、争强好胜而犯一些愚蠢的错误。野生动物吃饱了以后，即使身边有猎物也不会袭击猎食。但是，人的大脑却在人不需要的时候发出"想吃"的指令。

然后，大脑就不断发出混乱的指令，使人进入中毒状态。因大脑的发达而繁荣起来的人类，或许也会因为大脑的发达而灭绝。

关于日本人糖尿病的记录最早出现于平安时代藤原道长的日记中。道长因口渴、视力下降而苦恼，这明显是糖尿病的症状。

这是因为道长属于特殊阶层人士，可以吃到很多糖类，当时普通人没有糖尿病。

在日本，普通人开始患糖尿病是战后 20 年左右的事情。经济急速增长，很多人逐渐能够吃到大米、面类、含糖的点心及饮料，所以糖尿病人也多了起来。

而且，以前未曾有过三四十岁的男性中肥胖者如此之多的时代。

提起战后 70 年，您可能觉得时间很长。但是，与持续了一万二千年的绳文时代相比，简直就是一瞬间。也许我们在此期间做了些什么不该做的事。

现在被称为"生活习惯病"的疾病很明显是"文明病"。生活习惯中，有运动、睡眠等很多要素，但是饮食生活的变化是造成令我们现代人痛苦、患病的罪魁祸首。

肥胖、糖尿病、高血压、癌症、脑卒中、心肌梗死、动脉硬化、脂质异常、抑郁症、哮喘、过敏症、特应性皮炎、溃疡性结肠炎……这些病症可以说都是由"文明的饮食"造成的。

科罗拉多大学丹佛分校的理查德·约翰逊博士是肾病专业医生，他曾在《国家地理》杂志上做出如下论述：

"研究疾病，找出其病因，结果一定有糖在。"

"为什么美国人的肥胖不断加速呢？我们认为其中一个原因就是糖。"

过去，美国糖尿病和心脏病的增加，一直被认为是因为过多食用了肉类等油脂食物。因此，人们减少了脂肪的摄入量。然而，肥胖者却仍然在不断增加。实际上是因为他们仍然在过度饮用清凉饮料，食用比萨、汉堡包等，过度摄取糖类。

日本也正在发生着同样的事情。

历时 36 年，在全日本范围调查得出的"长寿秘诀"
与近藤博士的田野调查及最新数据惊人的一致

1972 年，《日本的长寿村和短命村》（Sunroad 出版社）一书出版了。作者是日本东北大学名誉教授、医学博士近藤正二先生。

近藤博士自 1935 年（昭和 10 年）开始，历时 36 年走遍全日本，探访了长寿者多的村子，以及与之相反的短寿者较多的村子，并调查了他们的生活方式。

开始此项调查时，社会上流传着"短寿的原因大概是因为饮酒的缘故吧""啊呀，是因为重体力劳动不好"等说法。因此，近藤博

士决定"实际亲眼见证一下这些说法是否正确",于是他背着重达
20多千克的背包,翻山越岭,亲自到偏僻的村落,有时在一个地区
居住时间长达一两个月,共计调查了990个村镇。

之后他写了一本书,书中归纳了日本人要想健康长寿该如何生
活。在我手上的这本《日本的长寿村和短命村》,封皮已经有些泛
黄,但是内容却毫未逊色。不仅没有落后于时代,它还给了我们这
些生活在当代的人很多非常重要的启示。

我按照个人的理解归纳了近藤博士的研究结果,觉得可以这样
概括:

①决定健康长寿的是饮食生活。

②喝酒的人不是短寿者。

③从事重体力劳动的人长寿。

④吃米饭过多的村子是短寿村。

⑤只吃鱼而很少吃蔬菜的村子是短寿村。

⑥多吃大豆制品的村子是长寿村。

⑦吃大量蔬菜的村子是长寿村。

⑧多吃水果的村子是短寿村。

⑨多吃海藻的村子是长寿村。

⑩吃肉过多的村子是短寿村。

⑪盐分摄取过多的村子是短寿村。

⑫慢慢地享受进餐很重要。

其他还有很多,不过决定长寿还是短寿的要素中,跟饮食生活

有关的内容占大多数。

当然，位于深山的村落和沿海的村落各自食用的食物也会有所不同，当时的物流服务系统并不像现在这样完备，因此，处在深山的人无法吃到海藻。但是，他们周围有很多果实和野菜、菌类，可以取代海藻。实际上，无论是深山还是沿海，都分布有长寿村和短寿村。

只不过，无论深山还是沿海，相同的是"多吃蔬菜可以长寿""多吃米饭会短寿""适量食用肉和鱼等动物蛋白，最好积极地摄取大豆等植物蛋白"。这正是我书中所提倡的饮食生活。我认为这很接近"绳文人"的饮食习惯。

在当时进行此项调查的那个时代，日本人的盐分摄取量比现在高很多，脑卒中（俗称中风）占据死亡原因的首位。

吃腌得很咸的咸菜，喝比较咸的味噌酱汤等的村子在日本各地都有，用它们下饭，会吃很多白米饭。通过近藤博士的调查结果得知，那些都是短寿村。

在当时虽然也已经知道了过分摄取盐分对身体有害，但是几乎没有研究人员认为米饭中的糖类有问题。即便如此，近藤博士在他自己的实际调查结果中至少察觉到了"吃米饭过多的村是短寿村"。

"和食＝健康饮食"，未必如此
"健康的"都是按照对自己有利的方向来解释

现在，全世界都在关注着"和食"。不仅因为它美味，一个更重要的原因是因为它"健康"。

但是，那些健康饮食与其说是"和食"，不如说是"日本人做的餐食"。在海外一些不靠谱的日本料理餐厅里销售着巨大的饭团，还有挂着厚厚面糊的天妇罗，简直就像西式油炸饼一般，无论如何我也不会觉得这些是健康食品。

而且，"和食＝健康"这个意识本身就是错误的。

比如，我们来想象一下，出差时在宾馆吃早餐。

"日式套餐"是米饭、烤鱼、日式煎蛋、咸菜。

"西式套餐"是面包、果汁、火腿煎蛋、蔬菜沙拉、酸奶。

假设我从这两种早餐中选择的话，我觉得和式套餐是相对不健康的。

米饭和面包，果汁和日式煎蛋中使用的糖，从糖类的量来说，它们旗鼓相当。

另一方面，和式早餐的盐分要高很多。

我在前面介绍过，近藤博士的研究结果也表明，腌制的咸菜等，这些味道咸的菜很下饭，因此而食用过多米饭，而这些地区的人大多都不长寿。

不能只是因为都被称作"和食"就一概而论，和食也分各种各样的。如果一听说和食，您想起的就只是生鱼片、涮肉火锅、醋腌裙带菜的话，那的确是很健康。但是，如果是米饭、味噌汤和咸菜的话，那就绝对不能说是健康的了。

恐怕对我们来说，真正健康的和食，是像"绳文人"曾经吃的一样。

"饮食"是克服健康差距活下去的最强的教养

以正确的医学知识为武器保护自己

生活在当代的我们，原原本本地继承了绳文人为了生存下去所具备的 DNA。消化吸收系统也一样，控制这些系统的大脑机制也没有任何变化。所以，本来，我们不应该吃绳文时代没有的食物。

绳文时代，也食用了自然生长的荞麦等谷物。所以，米麦等谷物类本身是符合我们的消化吸收系统功能的。

但是，当时没有精制的米面，也没有大量食用谷物的习惯。

更何况当时也没有白糖。大量喝那些溶化白糖的液体这类的事情，对绳文人来说是绝对不可能的。而对继承了绳文人 DNA 的、生活在当代的我们，也是不可以的。

为了确保粮食而辛苦奔波劳作的绳文人，他们一天中大部分时间都花费在与"吃"有关的事情上。当然，我们不可能要求现代人和他们一样。我自己也常常忙于工作，不可能慢条斯理地吃午餐。

只是，请大家不要忘记，有一些专门针对这些繁忙的现代人做生意的商家大行其道。

广告推荐说是"面向工作繁忙的职场人士研发的"那些营养饮品也好，运动饮料也罢，对我们这些继承了绳文人的 DNA 的人体来说，都是有害的。蛋白质和氨基酸的粉末也是一样。过度摄取这些东西以后，您的身体会发生什么呢？

号称"喝了这 1 瓶蔬菜汁就可以补充一天所需的蔬菜"的饮料，恰恰缺乏了最最重要的膳食纤维。而且，为了调味，饮料中还加入

饮食术
——风靡日本的科学饮食教科书

了蔬菜之外的水果、多余的糖类等。一天所需的蔬菜，花一天的时间慢慢地、好好地吃不就行了吗。

各位职场人士，你们追求"轻松的健康"，却轻松地把不健康弄到手了，请各位务必要警惕啊！

真正的健康，您觉得能轻松获得吗？就拿工作来说吧，也没有那么简单吧！人生或是职场的成功，健康都是最为重要的。只有那些善于科学管理自我饮食的人，才能获得这份健康。

生活在以健康分级的社会中，**饮食才是"最强的教养"**。

请各位一定在阅读本书后，掌握正确的知识，并使其成为您构筑美好未来的武器。

第二章

符合医学原理的正确饮食法

在被欺骗之前希望您预先了解的饮食新常识

基于诊治 20 万患者的临床经验，以及最新医疗数据所得出的值得推荐的饮食方法。

从当今医学角度而言，正确的"10 大新常识"和"有益身体健康的 10 种食物"是什么？

符合医学原理的正确饮食

饮食的正解是什么

> 毫无科学根据的民间传言；自己尝试后觉得不错的自我健康法；无视人体机制的营养师的建议；断章取义，只介绍对自己有利数据的辅助饮食法……街头巷尾流传的饮食妙法都是假话。我们应该了解，什么才是真正正确的饮食？

医学的进步日新月异，常常会出现昨天还被公认是"好"的事情，今天就变为"不好"了。遇到这样的情况，最知性的态度就是以人体机制为前提，"冷静地获取最新的正确信息"。至少不听信那些民间传言或者伪科学的保健方法。

我每天都在主动地阅读不断更新的来自全世界的医学论文，而不会坐等这些论文被译成日文。这样做是因为，我认为：为了患者，掌握最新正确的医学知识是医生的职责。

- ·肥胖与热量无关
- ·胆固醇值几乎不会因为饮食而发生变化
- ·蛋白质和氨基酸等会损伤肾脏

诸如此类问题，在本章中，我首先归纳介绍一些基于最新医学研究的"新常识"和"有益健康的食物"等热门话题。

关于每项内容的科学依据，您阅读第三章至第六章的过程中就会自然明晰。

每天繁忙无暇的您，可以先记住本章的内容，然后付诸行动。只要做到这一点，您的身体状态就一定会好转！

糖类是肥胖的重要原因

【肥胖的原因不是油，也不是肉，而是糖类】

自助牛排午餐（牛排随便吃的套餐）和一份荞麦面条（清水煮荞麦面条）……对一个被医生警告"要减肥"的人来说，即使心里想着"要饱餐一顿"，也还是会选择后者吧！

但是，这是错误的。

即使您忍痛割爱，选择吃清水煮荞麦面，体重也不会减轻。

相反，选择牛排午餐的人，虽饱饱地吃了肉和蔬菜色拉，甚至吃了好几块牛排，却不会胖，反而会瘦。

令您肥胖的原因，只是"糖类（≒碳水化合物）"。使用油烹调的肉和鱼不会令人发胖，但是米饭就会令人发胖。

如上所述，吃米饭较多地区的居民相对短寿，这一点在近藤博士的调查报告中也有所揭示。

含有砂糖的点心、清凉饮料自不用说，如何减少从米饭、面包、馒头、面条等此类食品中摄取糖类，这才是预防肥胖和所有疾病的重点。

热量与肥胖没有关系

【即使减少热量摄取也不会变瘦】

至今为止，微胖的人一直接受着"限制热量"的指导。

但是，严格遵守热量的限制，得到的只有饥饿的煎熬，不会收到任何减肥的效果。细节会在第三章中详述。肥胖是由血糖值上升引起的，控制摄取提升血糖值的糖类就可以减肥。这就是肥胖的真相。

提倡"热量说"的营养师常说"将摄取热量值减少到小于消耗的热量值就会变瘦"，但是，身体可不是那么单纯的。如果这是真的，那么喜爱喝酒的人，一定个个都会成为大胖子，因为每种酒的热量都很高。

您身边一定有每天喝半瓶威士忌却很瘦的人吧！半瓶威士忌远远超过 800 千卡，摄取了这么多热量却仍然不胖，那是因为威士忌中几乎不含糖类。相反，一边吃土豆一边喝啤酒的德国人却很胖，那是因为土豆和啤酒中都富含糖类。总之，将热量作为减肥指标是毫无意义的。

吃了脂肪也不会胖

【即使吃了脂肪，也不会直接存入体内】

对那些将肥胖和热量联系在一起的人来说，"脂肪是罪魁祸首"。他们相信这样的论调：食用多油的菜肴、富含脂肪的肉和鱼会使人发胖，因为脂肪的热量很高。但是，肥胖的罪魁祸首实际上是提升血糖值的糖类。

其实，入口的脂肪也根本不会直接变成体内的脂肪。吃进去的东西，需要通过消化、吸收的过程被分解、合成，转变为新物质。正因为如此，糖类会在体内转换为脂肪。

而且，食用过量脂肪只会通过大便排出体外，吃进去的过量脂肪出乎意料地不会留在体内。

另一方面，糖类 100% 会被人体吸收。正因为葡萄糖是人类生存必需的物质，所以才形成了这样的机制吧。

覆盖我们细胞的细胞膜是由脂质构成的，摄取优质的油是很重要的。如果一味地回避摄取脂质，反而会影响健康。

所以让我们抛弃"脂肪会导致肥胖"的错误想法吧！

胆固醇值不会因饮食而改变

【饮食能够控制的仅仅是十分之一】

"您的胆固醇高，要少吃鸡蛋和肉类。"

年近四十，越来越多的人都会被医生这样劝导。特别是女性，随着闭经，胆固醇值会增高。

但是，不必过分在意。胆固醇大部分是由肝脏形成的，通过饮食形成的不过十分之一。也就是说，想通过饮食控制胆固醇值，无论怎样努力几乎都不会有效。

胆固醇过高的原因各种各样，不能一概而论。现已明确的是：不仅有 HDL（有益）和 LDL（有害）的区别，氧化 LDL、AGE 化的 LDL 也是个大问题。因此，针对胆固醇需要采用多种手段。担心胆固醇过高的人应该接受详细检查，不要只一味地想"通过饮食解决"。

鸡蛋和肉中含有许多优质营养，虽不能过量食用，但也不能过度限制，要适量摄取。

人工蛋白质和氨基酸会损坏肾脏

【非自然状态的大量摄取将会适得其反】

　　去体育健身俱乐部，经常会看到一些人在饮用一些用蛋白质和氨基酸粉末冲泡而成的液体，尤其男性居多。

　　喜欢追求成效的男士们觉得，借助增长肌肉的蛋白质和驱除疲劳的氨基酸来提高运动效率，能达到更好的健身效果。

　　但是，请您马上停下来。

　　在这些人工商品中，蛋白质含量大大超出了天然食品。

　　详情后述。蛋白质会在体内产生尿素氮等毒素，并且这些毒素需要通过肾脏过滤后排出体外，因此，过度摄取这种人工蛋白质，会增加肾脏的负担，因而造成损伤，甚至有可能造成重大损害。

　　另外，有论文谈及：大量摄取蛋白质会对骨质产生恶劣影响。

　　这种通过食用人工制品来塑造健康体魄的想法是非常错误的。

少食多餐不会胖

【零食可以很好地控制血糖值】

"那个家伙，动不动就吃东西。"

时常会遇到这样的人吧！只要留意他们，就会看到他们嘴在动，看上去是个特别贪吃的人。

那么，他们是不是很胖呢？并非如此。

如果摄取同样的量，那么少食多餐不会胖。"一日三餐"一直被认为是理想的状态。但是，其实分 5 餐、6 餐来吃更好。

重要的是不要在空腹状态下猛然摄取糖类。"饿得前胸贴后背了，给我来一大碗拉面"，这是最坏的做法。

发现自己饿了，就要适量摄取食品，控制自己的血糖值不要过高，这才是知性职场人士的饮食之术。一日三餐以外，常常吃点零食，请大家掌握这种饮食的知识和技巧。

新常识 7

吃水果会变胖

【医学表明，吃水果容易发胖】

很多人认为水果是"非常有益于健康的食物"。特别是很多男性，有相当多的人把水果和蔬菜摆在同等位置，我们应该改变这种想法。

的确，水果中富含维生素和矿物质。但另一方面，水果也是糖类的集合。特别是现在日本的水果已经被改良了，变得糖度非常高。

水果中含有的不是葡萄糖而是果糖。一提到这一点，总有一些营养师说什么"因为是果糖所以不会胖"这样毫无道理的见解，真是令人困扰。

我明确地告诉大家吧，正因为是果糖，水果才容易引人发胖。这对学过生物化学的人来说，是再明白不过的事实。人体首先会选择葡萄糖作为能量源，果糖不会作为能量源被使用，而是被马上转换为脂肪储存在体内。也就是说，果糖是容易致人肥胖的糖。如果喜欢水果的话，请在早餐后少吃一些，最好慢慢地咀嚼，不要打成果汁。刚刚睡醒的空腹状态就喝那些富含糖类的果汁，没有比这种做法更糟糕的事情了。

疲劳的时候吃甜食会适得其反

【和水果一样，一时的兴奋反而会增加疲劳感】

无论对身体还是对大脑来说，"疲劳的时候吃些甜东西会马上恢复状态"，这是大家的共识。

询问其理由，很多人会说"不知道为什么，总有这种感觉"。

有些知识的人会回答"血糖值升高，所以疲劳会消除吧"。但是，这是一个很大的误解。

的确，摄取糖类后血糖值会上升，人们会因此获得瞬间的幸福感。但我们都被骗了，因为摄取糖类而急剧升高的血糖值不久就会急剧下降，继而引起焦躁、恶心、困倦等各种不适。

为了解除疲劳而吃甜的东西，反而会造成更加严重的疲劳。

察觉这种状况后，"又累了，想再吃点什么甜东西……"在这样循环往复的过程中，就陷入了严重的糖类中毒。

随随便便依赖甜东西来缓解疲劳是非常危险的。

怀疑有致癌可能性的东西都不要吃

【火腿和香肠等有致癌可能，这已经是被证明的事实】

最近，椰子油受到注重健康人士的广泛关注，它被怀疑会致癌。但是，这一点很难证明。因为与食物中毒不同，致癌性不会在食用后立刻显示出来。

药物中也有被证明具有致癌性的。因为是药物，所以会仔细检测其副作用，这样就可以发现其是否具有致癌性。即使这样，一般在销售后需要 10 年左右的时间。

关于食品的致癌性，则需要经过几十年的时间，由广大消费者作为庞大数量的人体实验样本来证明。

通过这样庞大人群的人体实验，**WHO（世界卫生组织）终于发表声明**，称火腿、香肠、腊肉等加工肉有致癌性。但是，还并未对其在市场上的销售进行限制，只是交给消费者自己判断。

在这种状况下，我建议大家绝对要"远离被怀疑有致癌可能的食物"。只食用现在已经确定为"这是安全的"食物。

新常识 **10**

"饭后百步走，活到九十九"

【"空腹时运动可以燃烧脂肪"是个大大的谎言】

食用糖类后血糖值会升高，但是饭后马上进行散步等轻微运动就可以控制血糖的上升。因此，适量运动在饭后马上进行效果最好。

"饭后因为需要消化，所以要好好休息"，这曾是常识。但其实本来就不应该吃到必须饭后好好休息才能消化的程度。为了不让血糖值过分升高，记住"吃七分饱"是十分重要的。

另外，以前您可能听说过，"空腹时运动会燃烧脂肪"。但是，如果空腹时运动，之后会更饿。在这种极度饥饿的状态下就会暴饮暴食，血糖值也会迅速上升。血糖值一上升，就会肥胖。

"空腹时运动"这种想法已经过时了。

在糖类摄取多的时候，请在饭后立即适量运动，以此可控制血糖值的升高，而且这样可以切切实实地防止肥胖。除了走步以外，在公司里做下蹲、伸展运动等简单的体操也是完全可以的。

橄榄油

【只要添加一些橄榄油到糖分中，就可以控制血糖值的上升】

经常会有这种情况，之前属于"有益于身体健康"而被推荐的食品，后来发现"其实是对身体有害的"。像人造植物奶油等，特别是在这类脂质制品中，曾屡次发生此类事件。

不过其中的橄榄油我们可以认为是 100% 有益的。现在已经证明，在面包、意大利面等的糖分中加入橄榄油可以控制血糖值的上升。

可以直接饮用 1 匙，也可以在各种菜肴中使用橄榄油作调料，总之请多食用橄榄油。

但是，需要留意橄榄油的品质，最好是特级初榨橄榄油。

另外，橄榄油从原产地海运到本地期间会经历各种温度变化。所以要尽量找可以信赖的商店，买新进的商品。地中海地区盛产橄榄油，有报告显示橄榄油是长寿食品。

有益身体健康的食物 2

坚果

【无盐、无添加的坚果是符合 DNA 的自然食材】

核桃仁、美国大杏仁、腰果、榛子、开心果……坚果中富含维生素、矿物质、食物纤维、不饱和脂肪酸等对身体有益的成分，这些被认为是预防糖尿病、心脏病等各种疾病，并且可以延年益寿的食品。

绳文人应该是经常食用坚果的，让我们也多吃坚果吧。

觉得稍微有点儿饿了，就吃点坚果。坚果可以作为常备食品放在办公桌的抽屉里。

现在，在便利店很容易买到坚果类食品。只是很多商品是带咸味的，吃多了容易造成盐分摄取过量，所以请尽量选择无盐的。

另外，还需要注意原产地。坚果类很多是从国外进口的，如果保管不善，容易造成发霉等情况。相反，也有很多商品加入了对人体健康有害的防腐剂。

商品的背面都印有进口国和成分表，请擦亮双眼，仔细确认，选择自己认为可靠的商品享用。

有益身体健康的食物 3

葡萄酒

【有许多数据证明葡萄酒可以防衰老、益长寿】

根据美国的营养学会杂志《美国临床营养学杂志》(*The American Journal of Clinical Nutrition*)刊登的论文,以及可信赖机构的若干研究,证明葡萄酒对身体有益。除了大量饮用啤酒和日本酒等含糖量多的酒类情况之外,适量饮酒是对身体有益的,特别是葡萄酒对健康大有裨益。

富含多酚的葡萄酒具有极强的抗氧化作用,并且白葡萄酒中含有的矿物质成分具有减肥效果。

不管怎么说,适量饮葡萄酒可以降血糖。我个人的实验也同样表明,晚餐时喝葡萄酒,第二天早上的空腹血糖值会变低。

日本人的体质决定了大多数人不胜酒力,因此,很多人有个误解,觉得"酒不益于身体健康",人均酒精消费量居世界 70 位左右。考虑到还有由于宗教原因不能饮酒的国家,这个排名位置相当靠后。

大家这么努力工作,所以能喝酒的人完全可以适量喝些葡萄酒犒劳一下自己!

有益身体健康的食物 4

巧克力

【可可含量在 70% 以上的巧克力是富含多酚的健康食品】

　　巧克力的原料是可可，可以说它是多酚的集合体，具有极强的抗氧化作用。工作期间，如果想吃零食，您可以吃点巧克力。世界排名第一、第二的两位长寿者都一直吃巧克力。

　　但是，并不是什么巧克力都行。以前在日本食品卖场销售的巧克力含可可的比例很少，几乎都是糖类和脂质，所以是肥胖之源。

　　不过，现在以"可可★★%"的方式标明可可含量的商品越来越多，请从这些商品中选择可可含量高的商品。

　　我向患者推荐的是，选择可可含量在 70% 以上的商品。可可含量越多，味道越苦，所以也可以做下酒用。现在很多地下商场以及车站的商场大厦都有正宗的巧克力店，去这些场所买高级的巧克力，少量品味高级品，这也许是最佳做法。

大豆

【降低 AGE 和尿酸值的最优质植物蛋白】

从健康角度考虑，大豆是完美的食物，可以给它打 100 分。

我们要生存下去，摄取蛋白质是必不可少的。但是，不一定是动物性蛋白质。禅宗的和尚就不吃肉和鱼，但还是能够健康长寿，这就是因为他们食用豆腐。而豆腐是用富含优质植物蛋白的大豆制作的。

大豆中富含异黄酮，与具有抗氧化作用的多酚具有同样的功效，已被证明它能够降低有害物质 AGE（第五章详述）。

请每天适量食用豆腐、纳豆等这样的大豆制品。经过了发酵的纳豆，是更加有益于健康的食材。

我推荐用豆浆代替牛奶。不过，如果喝带甜味的豆浆会过量摄取糖类，所以请选择原味豆浆。

有益身体健康的食物 6

奶酪

【牛奶，不推荐；不过，奶酪例外】

关于乳制品"是有益于健康还是有害于健康"的争论总是反反复复。日本人中有很多人是乳糖不耐受症，一喝牛奶就拉肚子；还有人认为喝牛奶是造成大肠癌的原因，因此如何评价牛奶，是个棘手的问题。

但是，关于奶酪，可以断定其为"有益健康且应该积极食用的食品"。奶酪既不会使血糖值升高，又是优质蛋白质，所以我建议在上班期间饿的时候可以吃点奶酪。

不过，这里所说的奶酪，不是人工固化的加工奶酪，而是指天然奶酪，最好选择含盐分不太多的那种。

顺便一提，据说和牛奶相比，山羊奶对身体健康更加有益。无论奶酪还是山羊奶都可以尝尝看，也许会很不错。

这些奶酪多多少少会有点儿怪味，不过和葡萄酒特别相配。

蓝莓

【富含多酚，也有防止衰老的功效】

水果中最为推荐的是蓝莓。莓的种类有很多，比如树莓、蔓越莓等，其中蓝莓最为优秀。

蓝莓中富含一种多酚，叫作花青素，具有减少 AGE 的功效，而 AGE 是加速人体衰老的物质。

另外，花青素对恢复视力的功效非常有名，对饱受视疲劳困扰的职场人士来说真是绝佳帮手。

蓝莓富含维生素，而且含糖又不多，所以可以放心食用。

可以拌在酸奶里吃，也可以加在沙拉里吃。

虽然现在市面上有很多含有蓝莓的保健品，不过，还是吃新鲜的蓝莓吧！吃保健品不能像吃天然食物那样进行很重要的"咀嚼"。而且，绳文时代也并没有这类保健品。

有益身体健康的食物 8

咖啡

【如果是现磨的咖啡、黑咖啡，那就是很好的健康食品】

有人说"喝苦咖啡会胃疼"。迄今为止，在很长的一段时间里，咖啡对身体好还是不好，专家们的意见也一直有分歧。

但是，据《欧洲临床营养学杂志》（*European Journal of Clinical Nutrition*）调查得知，咖啡具有控制糖尿病发病的功效。其中的原理暂时还没有弄清，但是已经有数据支持事情，我们还是听从比较好吧！

另外，有报告显示，咖啡有抑制动脉硬化和抗衰老的功效。

如果您是注重健康的职场人士，那就在繁忙的一天里抽出些时间来，慢慢品味一下咖啡吧！

不过，这里说的只是"现磨的地道黑咖啡"，如果不能做到不放很多糖，那就别喝了。

当然，罐装咖啡是绝对不可以的。我反复强调，"咖啡饮料"和"地道咖啡"是两种性质截然不同的东西。

醋

【降血糖，又有助于消除疲劳的万能食材】

醋，是由谷物或果实发酵而成的。

醋有降血糖的功效。而且，它不仅可以降低食品中的 AGE，还可以降血压，简直是注重健康的职场人士的最佳食材。

醋里所含的柠檬酸、氨基酸都是消除疲劳不可缺少的物质，在苦夏时期特别推荐食醋。

醋包括米醋、糙米醋、黑醋、葡萄酒醋等，多种多样。重要的是选择天然酿造的醋，避免食用科学合成的"合成醋"。

另外，"柚子醋"（日语叫作"ポン酢"）类调料是加了酱油的，含有盐分，所以虽然带一个"醋"字，却和醋是完全不同的调料。平时做菜时多使用"醋"，在餐桌上常备醋，最好养成将醋作为日常调料的习惯。

生的食物

【食材会因为加热而变质，成为不良食物】

食品根据烹调方法的不同，其营养和毒性也会改变。

比如，加热蔬菜会减少维生素，这一点很多人都知道。不仅如此，食品加热后，AGE 会增加，毒性变高。

鱼和蔬菜等，只要不用担心有寄生虫的食品，都建议不要加热，尽量生食。因为这样会将丰富的营养原封不动地摄入，并且还可将 AGE 值控制在较低水平。

即使加热，也请不要选择高温的烹调方法，比如，与其炸不如煮。

如果无论什么东西都想着首先选择不加热烹调直接生吃的话，那么就会自然而然地选择最新鲜的食材吧！这个习惯将会对您的健康大有益处。

第三章

远离疾病，找回

活力！减肥饮食术

通过控制糖类来调整身心的技巧

肥胖会引发很多疾病，降低身心的效能。

一边保持体型一边调整身体状态，永远保持健康的饮食

方法是什么？

为什么会胖

> 很多年来，人们一直认为肥胖的罪魁祸首是脂肪。但是这是一个天大的冤案，真正的罪犯是**糖类**。而且，引发众多生活习惯病的原因也是**糖类**，这一点已经渐渐为人所知。到底什么是肥胖呢？肥胖是怎样造成的呢？

为什么不是摄取脂肪而是摄取糖类导致肥胖呢？我简单说明一下这个机制。

首先请您记住，您身体的脂肪并不会因为您吃了脂肪就增加。吃进去的东西，要通过消化、吸收的过程，分解、合成形成新物质。人并不会因为吃了脂肪就原封不动变成脂肪，但是过量摄取糖类就会使葡萄糖量多余，就会蓄积中性脂肪。

中性脂肪被称为甘油三酯，可以理解为**"没用完的能量"**。健康体检可以测量出**"血液中的甘油三酯值"**，这个数值也是肥胖的晴雨表，肥胖的人这个数值都偏高。但是，这个数值非常容易变化，会因为检测前一天吃的东西而受到影响。因此，即使被警告**"甘油三酯值偏高"**也不必那么害怕。只要瘦下来，数值就一定会降下来。

那么，我们怎么才能瘦下来呢？重要的是控制**"血糖值"**。

为了生存下去，在我们的血液中平时就一直保存着一些葡萄糖，血糖值也保持在一定的基准（3.9～7.8mmol/L）。如果不能保持，血糖值过高或过低，就会关乎性命安危。事实上，有的人完全不知道自己血糖值的变化情况，却在某一天突然晕倒死亡。

而且，这个葡萄糖的来源就是糖类。

糖类也有许多种：米饭、面包、意大利面、薯类等是"多糖类"；砂糖属于"二糖类"；葡萄糖、果糖等是"单糖类"。二糖类是葡萄糖或是果糖两两相连，多糖类是葡萄糖与更多的糖相连。

这些糖类作为食物从口腔摄入后，都是通过消化酶被分解为一个一个的葡萄糖和果糖。米饭、面包、馒头、意大利面、薯类等，最终也都被分解为葡萄糖，吸收后释放到血液中。

此时，糖类摄取过多，血液中的葡萄糖就会增多。如果不做任何努力的话，血糖值就会上升过高，胰腺就会因此释放出胰岛素，来处理多余的葡萄糖。

怎么处理呢？首先，胰岛素会将多余的葡萄糖转换为糖原，储存在肝脏和肌肉的细胞中。因此，健康的人血糖值不会上升过高。

但是，葡萄糖以糖原的形式被储存在细胞内是有极限的。这样，多余的葡萄糖又会转换为甘油三酯。这才是肥胖的真正原因。

许多中年男子都被鼓起的将军肚所困扰，实际上肚子里的脂肪不是因为吃了过多的油腻东西，而是因为摄取糖类过剩后，多余的葡萄糖转换成了甘油三酯。

胰岛素是帮助我们脱离血糖值上升的非常重要的物质，正由于这个功能它也可以被称为"肥胖激素"。

另外，如果对重度糖尿病仍放任不管的话，肥胖的病人会渐渐消瘦。这是由于随着糖尿病病情加重会使胰脏功能减弱，胰岛素分泌过慢而造成高血糖，这时葡萄糖就会从尿中大量排出。

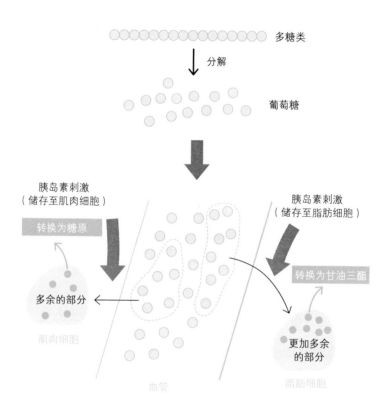

多糖类

分解

葡萄糖

胰岛素刺激
（储存至肌肉细胞）

胰岛素刺激
（储存至脂肪细胞）

转换为糖原

转换为甘油三酯

多余的部分

更加多余
的部分

肌肉细胞

血管

脂肪细胞

* 血液中的葡萄糖到血管外后，通过胰岛素的功能储存至肌肉（或者肝脏等）细胞中，然后在细胞中转换为糖原（葡萄糖结合的形式）。之后剩余的那部分葡萄糖，则通过胰岛素的作用被储存至脂肪细胞，即转变为甘油三酯的形式被储存。

图 3-1　肥胖的机制

饮食术 *1*　鼓鼓的肚子为什么不能瘪下去

脂肪无法简单燃烧的原理

健康人摄取过量的糖类，以糖原或甘油三酯的形式被储存，这是为应对饥饿时人体自然的机制。多亏有了这种机制，遇到特殊情况不能吃饭时，只喝水我们也能生存将近一个月。

不吃饭，血液中的葡萄糖因而出现不足，此时，首先，被储存在肝脏或肌肉细胞中的糖原就会转换回葡萄糖，成为能量。这个能量也用完了之后，被储存在脂肪细胞中的脂肪就会作为能量被使用，一部分转换回葡萄糖。

反言之，脂肪细胞中的甘油三酯转换为能量是最后的步骤，也正因为这个原因，已经被储存进肚子的脂肪很难消除。

实际上，脂肪和糖类相比，能量的转化率更好。

表 3-1 中，显示了体重为 70 千克健康男性的能量储存量。储存在肝脏内的糖原是 70 克，能够产生 280 千卡的热量。而储存在脂肪细胞内的甘油三酯为 15000 克，能够产生 135000 千卡的热量。

稍微善于理解数字的人马上会明白，同样是 1 克，糖原是 4 千卡，而脂肪却可以释放出 9 千卡的热量。像这样，效率高的脂肪更适合储存，因此倾向于被彻底储存。

表 3–1　体重 70 千克健康男子的能量储存量

能量的保存状态	储存的场所及量	能量（kcal）
糖原	肝脏 / 70g	280
	肌肉 / 120g	480
葡萄糖	体液 / 20g	80
脂质	脂肪 / 15000g	135000
蛋白质	肌肉 / 6000g	24000
	合计 / 159840	

出自《德夫林生物化学　原书 7 版》(丸善出版)

饮食术 2　减肥靠的不是运动而是饮食

靠运动减少的体重是有限的

有很多职场人士声称"为了减肥而跑步"。每天的工作那么累，我真的觉得很辛苦。但是，如果真想减肥的话，与其运动不如改变饮食。运动减肥减掉的体重是很有限的，实在不能说是高效的行为。

许多人迄今为止"想靠运动而不是靠饮食减肥"，会这样认为的原因我也非常理解，因为他们战胜不了食欲。

特别是男性，很多人认为"与其饿肚子，不如坚持剧烈运动"。

但是，陷入这种思维怪圈的人首先是没有掌握正确知识的人。在第二章中也已经谈及，减肥靠限制热量是没有用的。如果限制糖类，就没有必要忍受空腹。

但是，健身俱乐部的健身教练常常会告诉您，"如果不运动，只靠调整饮食减肥的话肌肉会减少"。

"运动可以增长肌肉"，这是事实。但是，"通过节食减肥会使肌肉减少"，这是无稽之谈。

在前面已经说过，如果通过饮食控制糖类的话，首先糖原会被使用，然后脂肪才会燃烧。那些脂肪（储存在身体脂肪细胞中的甘油三酯）被全部用光后才会从我们身体的蛋白质中获取能量。只有在这种情况下，肌肉才会减少。

这种情况只有在登山时遇险，什么也不吃的时候才会发生。而且，体重 70 千克的男子体内有 1 个月以上的脂肪能量储备（参照表 3-1）。至少，无法想象一个在意自己鼓鼓的将军肚的中年男子，通过节食竟然能达到从肌肉中获得能量的程度。

另外，练肌肉的人常说"通过增加肌肉提高基础代谢从而减肥"，这个理论没错。

但是，要将基础代谢提高到那种程度，需要相当大运动量的健身训练。而且，如果不能确保健身训练的时间，肌肉马上就会跌落回原来的水平。这正是问题所在。

各位都不是专业运动员，一直坚持大运动量的健身训练可能吗？超过 70 岁了也能坚持吗？电视广告上"通过大强度运动惊人地塑形成功"的减肥名人，您觉得他们能一直保持那样的身材吗？

"想获得帅气健美的身材"，因此而开始健身锻炼肌肉并非坏事。但是，不要把这个和减肥以及营造健康身体捆绑在一起。不要贪图一箭双雕，寻求捷径。还是优先考虑掌握正确的饮食方法吧！

真正的健康靠"短暂的努力"是无法获得的。理性的职场人士一定会明白这个道理，通过长期努力维持那些勉强练出来的肌肉，不如集中精力控制糖类的摄取，这对您大为有利。

而且，如果是运动，只走步和上下楼梯 20 分钟左右就可以了。特别是在摄取糖类过多时去运动吧！通过运动可以控制血糖值的上升，预防肥胖。

饮食术 3　肥胖确确实实会缩短生命
肥胖和疾病具有因果关系

值得信赖的医学杂志《柳叶刀》（译者注：*The Lancet*，世界五大医学杂志之一，1823 年于荷兰出版创刊的周刊）的荷兰版上，曾经发表了由美国哈佛公众卫生研究生院和英国剑桥大学研究团队共同研究的"肥胖对寿命的影响"的研究结果。

1970 年至 2015 年，实施了 239 次大规模流行病学调查，该调查分析了 32 个国家 1060 万人的数据。从调查结果得知肥胖是各种疾病之源，会缩短寿命。而且指出，重度肥胖者的寿命会缩短 10 年，20 人中有 1 人于 70 岁前死亡。

具体来说，BMI（身体质量指数，是肥胖判断标准）每高出 5%，患心系疾病的死亡风险会提高 49%，患呼吸系统疾病的死亡风险会提高 38%，患癌症的死亡风险会提高 19%。

从整体的死亡风险来看，BMI 为 22.5 ~ 25 的"标准体重"小组最低，30 ~ 35 的"肥胖 1 度（肥胖）"为 45%，35 ~ 40 的"肥胖 2 度（重度肥胖）"为 94%，40 以上的"肥胖 3 度（极重度肥胖）"则上升至近 300%。

值得关注的是，稍微超过 BMI 25 的阶段之后，死亡率就开始上升。

另外，WHO 将 BMI 25 以上定义为"超重"，30 以上定义为"肥胖"。但已经明确知道，日本人 BMI 如果超过 25，糖尿病、心血管病的发病风险就会变高。因此，日本将 BMI 25 以上按照肥胖处理。

曾经有一段时间，也出现过"体重比平均标准稍微高一点的微胖型更长寿"的说法，但是已经彻底被否定。

此研究也表明，和女性相比，肥胖对男性寿命的影响更大。日本男性肥胖趋势在不断上升，因此，此研究结果非常有意义。

支撑国家经济的职场人士们，千万不要娇惯自己，认为"稍微胖点也无所谓呀"。

肥胖会导致糖尿病等各种疾病，这一点是毫无疑问的。

饮食术 4　控制每天摄入的"糖类量"
一碗乌冬面相当于 13 块方糖

正如前面所述，关乎肥胖的要素是糖类。现代人无意识地过多摄入糖类，已经达到接近中毒的水平。因此，如果能控制每天入口的糖类量，较好地管理糖类的摄取量，就可以达到减重的效果。

那么，我们应该如何控制摄糖量呢？首先，减少日常饮食中米饭、面包、馒头、面条、薯类的摄入量。然后，多吃些能产生饱腹感的蔬菜、肉、鱼、豆腐等食物。至于热量完全不用考虑。

当然，罐装咖啡、果汁、清凉饮料是绝对禁止的，养成渴的时候就喝水或者茶的习惯吧。另外，蛋糕、小点心、雪饼等也属于糖类，所以也不要吃。

特别是晚餐，要尽量减少糖类的摄取。早餐和午餐因为饭后会活动，所以葡萄糖比较容易消耗掉。而晚餐后就只剩下睡觉了，所以糖类会直接储存到身体里。晚上一定不要吃糖类含量高的东西。如果您能坚持做到位，您一定会瘦下来的。如果您无论如何都想吃糖类食物的话，可以饭后马上进行散步等运动，这样就不会胖了。

为了切实减轻体重，1 天糖类的摄取量控制在 60 克以下最为理想。为了保持体重，男性 1 天控制在 120 克以下，女性控制在 110克以下，请以此为标准。

那么，吃的食物中含有多少糖类呢？我将用具有代表性的食物列表说明，请大家参考表3-2。

乌冬面1碗是53克，实际上含有相当于13块砂糖的糖类，荞麦面也很多，糙米的糖类含量也几乎和白米不相上下。

蔬菜中，薯类等根菜类的糖类含量较多。也就是说，吃了土豆沙拉后就满意地说**"我吃蔬菜了"**是绝对错误的。

玉米片等谷物，给人的感觉是特别健康的，但实际上全是糖类。

也就是说，所谓的"主食"中都含有较多的糖类。午饭的时候吃"2碗荞麦面"是最糟糕的。如果想瘦的话，就得建立以蔬菜为主的饮食习惯。

另外，不仅是日本人，现在很多外国人也非常喜欢吃寿司，这里有一个误区。虽然看起来很小，但是因为是捏过了的，所以米饭的量其实并不少。而且做醋味米饭时，为了中和醋的酸味，加入了很多砂糖。所以，请不要过多食用寿司，还是留到有特大喜事的时候再吃吧！

表3-2　食品的糖类含量

食品	量	糖类含量（g）
主食		
米饭类		
白米饭	1碗	55.2
糙米饭	1碗	51.3
手握寿司	1团	7.3
饭团	75g米饭	27.6
意式烩饭（奶酪）	50g大米	43.9

食品	量	糖类含量（g）
蛋包饭	135g 米饭	59.2
炒饭	180g 米饭	68.1
鸡蛋盖饭	200g 米饭	82.5
牛肉盖饭	200g 米饭	84.5
猪排盖饭	200g 米饭	86.6
天妇罗盖饭	200g 米饭	91.1
牛肉咖喱饭	180g 米饭	87.9
面条		
荞麦面条（清水煮）	煮荞麦面 180g	50.5
天妇罗荞麦面条	煮荞麦面 180g	60.8
乌冬面（清水煮）	煮乌冬面 200g	53.6
天妇罗乌冬面	煮乌冬面 200g	59.2
冷素面	煮手擀面 225g	64.7
酱油炒荞麦面	蒸中华面 150g	62.8
猪骨汤拉面	生中华面 110g	66.1
中华凉拌面	生中华面 110g	79.4
肉酱意大利面	煮意大利面 200g	68.3
面包类		
早餐面包（8 片）	45g	20.0
早餐面包（6 片）	60g	26.6
牛角面包	30g	12.7
馕	75g	34.2
其他主食		
细粉丝	30g	25.6

食品	量	糖类含量（g）
水果麦片	40g	27.7
普通玉米片	40g	32.4
米粉	50g	39.5
脆酥皮混合比萨	脆酥面饼63g	34.4
主菜		
鱼		
烤竹荚鱼干	鱼干50g	0.1
烤多春鱼	毛鳞鱼60g	0.3
盐烤鲑鱼	咸鲑鱼80g	0.1
蒲烧鳗鱼	鳗鱼70g	2.2
照烧鲕鱼	鲕鱼80g	6.3
炸白身鱼	白身鱼70g	8.6
其他鱼贝类、加工品		
煮虾（凉拌菜用）	60g	0.0
松叶蟹（煮）	40g	0.0
蛤蜊	40g	0.2
牡蛎	120g	5.6
鲑鱼子	10g	0.0
金枪鱼罐头	20g	0.0
鱼饼	30g	3.4
生鱼片		
金枪鱼赤身	40g	0.6
乌贼	30g	0.6
幼鲕鱼	40g	0.7

通过控制糖类来调整身心的技巧

食品	量	糖类含量（g）
醋鲭鱼	40g	1.3
扇贝柱	36g	1.9
牛肉		
牛排（里脊）	国产牛肩里脊肉100g	1.9
牛排（菲力）	国产菲力100g	2.2
烤牛肉	国产后腿肉70g	2.2
牛肉汉堡	牛肉馅100g	9.7
猪肉		
姜汁烧肉	梅花肉80g	6.3
青椒酿肉	牛、猪肉混合肉馅40g	13.7
煎饺	猪肉馅50g	17.2
煮肉片沙拉	猪里脊肉75g	4.1
猪肉烧卖	猪肉馅60g	17.1
卷心菜肉卷	牛、猪肉混合肉馅50g	14.5
炸猪排	猪里脊肉100g	10.0
糖醋里脊	猪肩里脊肉80g	25.5
鸡肉		
照烧鸡肉	仔鸡鸡腿肉80g	4.2
蒸鸡肉	仔鸡鸡胸肉80g	6.4
棒棒鸡	仔鸡鸡脯肉80g	7.3
奶油炖菜	仔鸡鸡腿肉80g	25.0
炸鸡	仔鸡鸡腿肉80g	4.7
其他肉、加工品		
羊排	羊里脊肉80g	2.3

食品	量	糖类含量（g）
马肉刺身	马肉 60g	2.5
嫩煎维也纳香肠	香肠 50g	3.5
鸡蛋		
鸡蛋（煮）	50g	0.2
西式煎蛋饼	鸡蛋 100g	1.1
培根煎蛋	鸡蛋 50g	0.2
日式煎蛋饼	鸡蛋 50g	3.2
大豆制品		
木棉豆腐	150g	1.8
绢豆腐	150g	2.5
炸豆腐	15g	0.0
纳豆	50g	2.7
无添加豆浆	200g	5.8
调和豆浆	200g	9.0
麻婆豆腐	木棉豆腐 120g	6.3
副菜		
沙拉		
凉拌菜丝	卷心菜 60g	4.4
通心粉沙拉	通心粉 / 煮 20g	8.0
土豆沙拉	土豆 50g	10.1
海鲜沙拉	鱿鱼、虾、章鱼各 20g	1.4
绿黄色蔬菜		
凉拌菠菜	菠菜 60g	0.6
鲣鱼干片拌秋葵	秋葵 35g	0.8

食品	量	糖类含量（g）
蛋黄酱拌西蓝花	西蓝花 60g	0.8
红叶生菜	25g	0.3
四季豆	48g	1.2
胡萝卜	48g	3.2
小西红柿（圣女果）	58g	3.4
西红柿	145g	5.3
彩色柿子椒	126g	7.1
南瓜	80g	13.7
淡色蔬菜		
炒西芹	西芹 40g	2.0
炒卷心菜	卷心菜 100g	4.8
醋拌黄瓜裙带菜	黄瓜 50g	3.5
炒豆芽菜	绿豆芽 100g	1.6
烤茄子	茄子 80g	2.9
炖萝卜	白萝卜 80g	5.4
牛肉炖牛蒡	牛蒡 50g	8.4
玉米（水煮）	125g	17.2
薯类		
炖魔芋	魔芋块 80g	2.7
德国马铃薯	土豆 60g	11.2
烤红薯	红薯 80g	21.4
海藻、蘑菇		
生裙带菜	10g	0.2
烤紫菜	2g	0.2

食品	量	糖类含量（g）
调味水云	80g	4.4
炖羊栖菜	羊栖菜／干燥 7g	5.3
法式油煎蘑菇	口蘑 80g	1.2
味增汤、汤		
豆腐和滑子蘑的味增汤	木棉豆腐 30g	3.1
蒸鸡蛋羹	鸡蛋 30g	5.2
牡蛎鸡蛋汤	鸡蛋 25g	2.3
意式杂菜汤	水煮西红柿罐头 50g	12.3
其他食品		
奶、奶制品		
牛奶	乳脂肪 3.8%200mL	9.6
低脂牛奶	乳脂肪 1.0%200mL	11.0
原味酸奶	100g	4.9
加糖酸奶	100g	11.9
卡蒙贝尔奶酪	22g	0.2
鲜奶奶酪	18g	0.4
水果		
草莓	50g	3.6
甜瓜	50g	4.9
西柚	50g	4.5
猕猴桃	50g	5.5
苹果	50g	7.1
温州蜜柑	70g	7.8
西瓜	100g	9.2
香蕉	50g	10.7

通过控制糖类来调整身心的技巧

食品	量	糖类含量（g）
日式点心·西式点心		
樱花饼（关东风味）	67g	34.6
长崎蛋糕	40g	25.1
糯米团子串（小豆馅）	70g	31.1
铜锣烧	73g	40.6
牡丹饼（豆沙馅）	100g	42.2
小豆糯米团子	85g	42.8
鲷鱼烧	126g	58.7
年糕团子红豆羹	红豆沙 180mL	59.0
乳蛋布丁	80g	11.8
奶油泡芙	100g	25.3
水果奶油蛋糕	95g	35.5
苹果派	110g	34.6
酒精饮料		
威士忌（水调酒）	威士忌 30mL	0.0
乌龙茶鸡尾酒	350mL	0.0
烧酒（加冰）	50mL	0.0
白兰地	30mL	0.0
红葡萄酒	100mL	1.5
白葡萄酒	100mL	2.0
日本酒（杯装）	100mL	4.9
啤酒	350mL	10.9
发泡酒	350mL	12.6

出自《修订版 糖类含量手册》牧田善二（新星出版社）

饮食术 5　正确了解糖类的"恶劣程度"
破坏人体的糖类前 5 位

虽说都是"糖类",但其"恶劣程度"也有所不同。但我并不是说"绝对不能吃",比如日本人最喜欢的白米饭。

糖类也是维持生命不可缺少的营养成分,适当摄取也是必需的。但是,问题在于,现代人有过剩摄取的倾向,而且偏好摄取"完全没有必要摄取的有害糖类"。

恶劣程度第 1 位　罐装咖啡、清凉饮料、果汁等

本来这些东西就不是人类生存所必需的。请大家注意,这些会让您陷入糖类中毒,请马上戒掉吧!

恶劣程度第 2 位　加糖的点心

白糖是人类创造出来的非天然的东西。不论是蛋糕还是日式小馒头,其中都掺进去了很多白糖,这一点请大家一定记住。

恶劣程度第 3 位　水果

因为水果中富含维生素和矿物质,所以比前面两类好一些。但是,由于现在的水果都被改良得糖度过高,已经与过去的天然水果不同了。尤其是水果果汁,请不要再喝了。

恶劣程度第 4 位　白米饭、白面面包、乌冬面

早餐吃烤面包片、中午吃米饭套餐，这完全没有问题。不过，请控制一下您的饭量。乌冬面、荞麦面、拉面、意大利面等"单点的"主食，会更容易造成糖类摄取量过多，有必要注意一下。

恶劣程度第 5 位　糙米、全麦粉面包、薯类

和精制后的白米饭、白面面包等相比，这类食物矿物质含量较多，如果食用同样的量，我推荐此类食品。不过，它们的糖类含量这一点是没有变化的，所以吃多了还是会发胖的。

像这样，同样是糖类食品，恶劣程度也会有所不同。其中，液态食物尤为不好，因为它完全无视了人类本来的消化和吸收系统。摄取糖类时，请留意，尽量吃自然的、保持原形的食物，需要您好好咀嚼，少量食用。

饮食术 6　　了解吃什么血糖值会上升

推荐您按照自己的体质管理血糖值

　　在我的诊所，一直请患者对自己的血糖值进行自我监测。正如前所述，血糖值在自己不注意的时候会反复升降波动，所以只是来医院的时候测定是无法掌握自己血糖变化的真正状态的。

　　迄今为止，一直使用在指尖针刺采取少量血液的方法测血糖。最近，日本开发出了划时代的测量仪器——"瞬感扫描式葡萄糖监测仪"，听说日本足球代表队选手们也在使用，这是拥有厚生劳动省许可的测量仪器。

　　瞬感扫描式葡萄糖检测仪由"感应器"和"读取机"两个部分组成（参见图 3-2）。

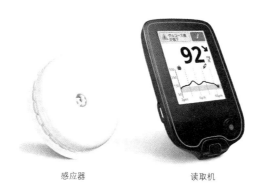

感应器　　　　　　　　读取机

图 3-2　瞬感扫描式葡萄糖监测仪

远离疾病，找回活力！减肥饮食术　　83

感应器是一次性的圆形器具，直径35毫米。把它贴在上臂，因为是防水的，所以戴着洗澡也没关系，最长可以戴14天。

这个仪器的功能和用法是这样的：将类似智能手机的读取机靠近这个感应器，就能立刻读取葡萄糖值。

另外，即使不靠近读取机，感应器也会每15分钟自动记录一次血糖值，并且能将记录的数据保存90天。因此，只要记住用餐的时间和内容，之后看一下数据，就能马上知道"吃了××血糖值上升了"。

这样，通过观察用餐的内容和血糖值，就可以清楚地知道"吃什么、什么时候血糖值上升了多少"。

我本人在吃了米饭或面条后，血糖值上升至9.4mmol/L左右，特别是吃完咖喱饭后上升的数值是最高的，但是吃了天妇罗后的数值反而出乎意料地没有上升。喝了白葡萄酒后的第二天早上，血糖值下降到了3.8mmol/L。

当然，咖喱饭、天妇罗并不能一概而论。咖喱的黏稠度、炸天妇罗时挂糊的厚度等都会使糖类的含量不同。通过平时测量自己食用的东西，就可能切实地控制血糖值。

饮食术 7　将血糖值调整在 3.9 ~ 7.8mmol/L 之间

精准掌握血糖值的高低波动，减重更加有把握

图 3-3 显示的是我的患者使用血糖仪测到的减肥时的血糖值。60 岁，男性，糖化血红蛋白是 5.6 %。不是糖尿病，也没有服用药物。

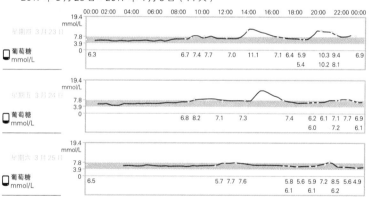

每日记录
2017 年 3 月 23 日 ~ 2017 年 4 月 5 日（14 天）

图 3-3　使用血糖仪检测的每日记录

佩戴血糖仪的第一天，午饭后 14 时的血糖值是 11.1mmol/L，晚饭后 20 时的血糖值是 10.3mmol/L，竟然有这么高。但是，连续测量了 2~3 天，明确了"吃什么东西的时候血糖值升高了"，在避开那个食物的时候，第 4 天以后所有血糖值都控制在了 7.8mmol/L 以下。

血糖值在 3.9~7.8mmol/L 之间是最为理想的，控制在这个区间，体重就一定会减下来。

这位男性患者体重每天降 100~200 克，一周左右，由于身体基础代谢的减少，体重的减少会暂时停止。但是，如果一直坚持将血糖值控制在 7.8mmol/L 以下的话，之后体重又会开始减轻。

使用血糖仪辅助减重的方法归纳如下：

①2 周内，使用血糖仪坚持监测血糖值。

②停止食用会使血糖值升至 7.8mmol/L 以上的食物。

③将血糖值控制在 3.9~7.8mmol/L 之间。

④采用此种方法后每天体重将减少 100~200 克。

⑤达到理想体重后，停止糖类限制。

使用这个方法的话，每月减重 2 千克是有可能的。

为什么吃的顺序不同肥胖的状态也不同

保证"蔬菜→蛋白质→糖类"的顺序，糖类食品务必最后吃

减肥时，吃饭时进食的顺序非常重要。请大家想想我们人类所具有的消化吸收系统，首先应该吃纤维素丰富的蔬菜，然后是消化所需时间最长的蛋白质，最后吃糖类，这样就可以控制血糖值缓步上升。

蔬菜类除了根茎类蔬菜和甜番茄以外，几乎不会使血糖值上升。肉和鱼也不会使其上升，而且消化也比较花费时间。让这些食物先进入胃里，然后再吃米饭等糖类，血糖值就不会急剧上升。

比如，我们面前摆着姜汁烧肉套餐，那么就应该先把配菜中的卷心菜和小菜先吃掉，然后吃肉，最后再吃米饭。这样既可以抑制血糖值的上升，还能剩下一部分米饭吧。相反，如果先吃米饭的话，血糖值就会迅速上升，结果虽然吃了一样的东西却会造成肥胖。

饮食术 9　增加吃饭的次数不会胖
为什么少食多餐就不胖呢

吃饭的次数不同，发胖的程度也会不同。

如果确定了每天吃的总量，那么应该尽量将食物分为多次食用，这样血糖就不会大幅度上升，胰岛素也不会分泌过多，因此我们也不会胖。

肥胖的原因是糖类。为了解释明白这个道理，我在这里举一个极端的例子。比如你 1 天要吃 6 个饭团。在这种情况下，比起肚子饿的时候分 2 次每次吃 3 个，不如每 2 个小时吃 1 个，花 12 个小时把饭团吃光，这样的吃法不会使人发胖。

最近，减少用餐次数的人越来越多。"以前一天吃 3 顿饭，现在改吃 2 顿，体重也减轻了"，如果有人这样说的话，那一定是因为摄入的食物总量减少了。

一天的进食总量减少的话，当然可以减肥。但是，既然能够做到这一点，不是可以采用更聪明的做法吗？也就是说，将 2 次食用的食物总量分为 3 次食用，这样瘦身效果应该会理想。

不仅体重可以下降，由于血糖值稳定，一整天的工作效率也可以提高。

另外，有人会说，"不吃早餐了，身体状态反而变好了"。这样说的人，一定是因为他们晚上吃得过多的缘故。前一天的东西没有消化完，还有食物残余。在这种情况下，再勉强吃下早餐的话当然就会不舒服。

他们大多陷入了如下的怪圈：

①因为不吃早餐所以中午非常饿。
②因为饿着肚子所以中午吃到特别饱。
③因为总也不消化所以晚餐变晚。
④第二天早上胃的负担较重所以不吃早餐。

如果是这种饮食习惯的话，工作效率当然会降低。因为不吃早餐，便觉得"身体状态好了"，这简直是本末倒置。这只不过是胃暂时性地轻松，实际上却引起了血糖值的大幅度波动。

急于求成的职场人士，容易采用极端的减肥方法。也许也有一些人会想"最近有点胖了，断食吧"，的确，刚刚断食后体重会减轻。但是，这会让血糖值剧烈变化。从长远来看，是不健康的，会造成自己的身体变成"容易肥胖的体质"。

在每天的饮食生活中，应该尽量缩小血糖值的变化幅度，这一点很重要。

需要特别注意的是，"饥饿→暴饮暴食"是"肥胖→衰老→疾病"的源头。请尽量少食多餐。

饮食术 10　积极地食用海藻和蘑菇

糖类含量几乎为零，食物纤维丰富

海藻和蘑菇这两种食材，对我们成功实现糖类减肥有极大帮助。

海藻和蘑菇富含健康所不可缺少的维生素和矿物质，而且几乎不含糖类。比如，和布芜、海蕴、灰树花、口蘑等食物的糖类含量为零，裙带菜、海带、香菇、滑子菇中的糖类含量也几乎接近零。这些都是职场人士在考虑减肥时不必有任何顾忌，可以尽情食用的好食材。

自古就有这样的说法，"吃羊栖菜头发会增多"，吃海藻对改善头发和皮肤都有很好的效果。

另外，听说菌类有提高免疫力的作用。免疫力提高了，也就不容易患任何疾病了。

最令人欣喜的是，海藻和菌类中富含膳食纤维。

膳食纤维可以预防便秘。近些年，大肠癌迅速增加。这些食物对大肠癌的预防也有很大帮助，可以将盐分和食品添加剂排出体外。

而且，还可以调节肠内细菌的平衡。关于肠内细菌的重要性我将在第六章详细论述。

另外，因为海藻和菌类富含膳食纤维，所以在胃中的消化时间较长，这样就可以延缓之后摄入的糖类的吸收。因此，在吃套餐里的米饭之前，最好先喝裙带菜的味噌汤。当然，如果有海藻或蘑菇小菜，也请先吃这些小菜，然后再吃米饭。

但是，这些珍贵的食材，特别是男性，一般只吃很少的一点点。对他们来说，藻类和菌类都属于"陪衬的食品"。但是，从健康的角度来说，可以说是"王牌食品"。请大家更加积极地摄取这些食材吧！

控制糖类摄取时，首先，大家的餐桌上要摆上肉、鱼、大豆制品等蛋白质，之后考虑"对了，蔬菜也必须要吃啊"，再摆上一盘蔬菜沙拉。然后，再加上一道小菜，比如海藻或是蘑菇等，这就是最棒的搭配了。

饮食术 11　蛋白质的摄取方法不同，满足感也会变化

动物性蛋白和植物性蛋白的平衡很重要

即使减少米饭和面包等糖类食品的摄入，只要能够食用蛋白质丰富的食品，也可以满足身体的需要。而且，蛋白质是形成血液和肌肉的重要营养素，因此在控制糖类摄取的时候，一定要摄取足够的蛋白质。

如表3-3显示的是富含蛋白质的食品，请大家参考。

大家掌握最基本的内容：肉、鱼、蛋这些动物性食品基本上都是蛋白质，大概这样想就可以了。但是，加工的香肠类食品中，添加剂里含有致癌物质，所以不予考虑。因此我推荐豆腐等大豆食品。不仅是大豆，其他豆类也含有有益的植物蛋白。如果只考虑"控制糖类，所以得相应地多摄取蛋白质"，因为这个原因就尽情地吃大鱼大肉的话，血脂也会升高。请均衡摄取豆类等植物蛋白和动物蛋白，使其比例为各占一半。

表 3-3　蛋白质含量多的食品

※ 每 100g 可食用部分的含量

肉类

蛋白质含量多的肉类	蛋白质（g）
牛筋	28.4
菲力牛肉	21.3
牛后腿肉	19.5
牛肩肉	16.8
西冷牛肉	16.5
牛五花肉	12.6
牛舌	15.2
牛肝	19.6
菲力猪肉	22.8
猪后腿肉	20.6
猪梅花肉	17.1
猪里脊肉	19.3
猪五花肉	14.3
猪肝	20.5
鸡脯肉	23.1
鸡胸肉（无皮）	22.3
鸡腿肉（无皮）	18.9
鸡胸肉（带皮）	19.5
鸡腿肉（带皮）	16.3
鸡翅	17.5
鸡肝	18.9
里脊火腿	16.5
培根	13.0
维也纳香肠	13.2

奶类

蛋白质含量多的乳制品	1 餐的含量	蛋白质（g）
牛奶	200mL	6.0
原味酸奶	100g	3.2
加工奶酪	1 个	4.5

鸡蛋

蛋白质含量多的其他食品	1 餐的含量	蛋白质（g）
鸡蛋	1 个	6.2

鱼类

蛋白质含量多的鱼贝类	蛋白质（g）
鳕鱼	17.6
鲽鱼	19.6
鲣鱼	25.8
旗鱼	23.1
竹荚鱼	20.7
金枪鱼（赤身）	26.5
鲑鱼	22.3
加吉鱼	21.8
鲭鱼	20.8
沙丁鱼	19.8
鰤鱼	21.4
秋刀鱼	18.6
金枪鱼（鱼腹）	20.0
牡蛎	6.6
虾	18.4

蛋白质含量多的鱼贝类	蛋白质（g）
乌贼	18.1
螃蟹	20.7
章鱼	21.8
扇贝	17.6

豆类·大豆加工品

蛋白质含量多的豆类	1 餐的含量	蛋白质（g）
毛豆	10g	11.6
纳豆	50g	8.3
绢豆腐	100g	5.0
木棉豆腐	100g	6.8
豆浆	200mL	7.2
花生	30g	5.0

出自《饮食与健康的综合网页 e840.net》

通过控制糖类来调整身心的技巧

饮食术 12　每天喝 2 升水

降低血糖值，提高代谢质量

如果想瘦身的话，那就多喝优质的水吧！每天喝 2 升水就可以。多喝水，单纯地就可以稀释血液中糖的浓度，就这一点就可以降低血糖值。糖尿病患者"动不动就口渴想喝水"，其实是身体想将升高的血糖值降下来，是身体的一种自然需求。

不让血糖值过度升高，是减肥的第一步。如果这样想，您就知道多喝水的好处了吧！

另外，为了健康，尽量多饮水，做好体内的新旧替换。

细胞的代谢需要水，此时需要的水，当然是新鲜的比陈旧的好。另外，像康婷矿翠（Contrex，原产于法国的瓶装矿泉水）、伟图（Vittel，原产于法国的瓶装矿泉水）等都是硬水，对改善便秘很有效，便秘的人可以适量饮用硬水。

饮食术 *13*　橄榄油瘦身

只是和糖类一起摄取就可以控制血糖值

关于"肥胖的原因不是脂肪而是糖类"这一点，我想大家已经有更深的理解了吧。即使这样，对长时间被热量信仰所统治的日本人来说，还是会对摄取大量脂肪有恐惧心理。

下面给您介绍一下值得信赖的医学杂志《欧洲临床营养学杂志》（*European Journal of Clinical Nutrition*）登载的令人吃惊的研究数据吧！

请看图3-4，这是以健康的人为对象的血糖值变化调查报告，包括了"只食用面包的情况""和黄油一起食用面包的情况""和橄榄油一起食用面包的情况"及"和玉米油一起食用面包的情况"等几种。

结果一目了然，单独食用面包这一种糖类食品时，血糖值会在30分钟后急剧上升。而和某种油类一起食用时，血糖值的上升就会变缓，这一点大家也能理解吧。也就是说，比起单独摄取糖类，和脂肪一起摄取糖类不容易胖。

特别是橄榄油的效果尤为强大。

还有一篇，是在同样值得信赖的《糖尿病医疗》（*Diabetes Care*）上刊登的有趣论文。

近年来，GI 值（血糖生成指数，是餐后血糖值的上升指标）已经普及了。高 GI 饮食和低 GI 饮食，其中分别加入富含不饱和脂肪酸的初榨橄榄油，或加入富含饱和脂肪酸的黄油，或选用低脂物质，该论文调查观测了在这几种情况下，饭后血糖值有什么变化。

结果表明，特别是在高 GI 饮食中加入橄榄油的情况下，饭后血糖值被控制在很低的状态。顺便一提，在这个研究中，人们摄取了37 克的初榨橄榄油，量相当多。

从这些结果来看，可以说"橄榄油可瘦身"。

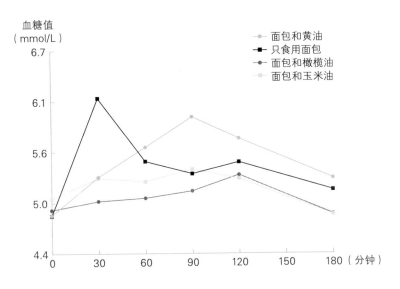

《欧洲临床营养学杂志》(1992)46, 161–166
1991.4.16. 审稿；1991.10.15. 录用

图 3-4　食用面包时的血糖值变化

饮食术 14　干白葡萄酒瘦身

喝啤酒肥胖，但葡萄酒可以控制血糖值

医学杂志《美国临床营养学杂志》（*The American Journal of Clinical Nutrition*）发表的论文，给喜欢饮酒的人带来了好消息。

论文报告了在以下几种状况下血糖值与胰岛素量的变化："只食用面包的情况""和啤酒一起食用面包的情况""和葡萄酒一起食用面包的情况"以及"和金酒一起食用面包的情况"等，结果如图3-5所示。

由此可见，只食用面包的人最容易发胖，其次是饮用含糖较多的啤酒的人。

同时表明喝葡萄酒、金酒（可以认为威士忌、烧酒等蒸馏酒都有同样的效果）的人反而不容易发胖。

葡萄酒，特别是干白葡萄酒瘦身的报告于 2004 年在德国已经发表。我想是因为红葡萄酒富含叫作多酚的抗氧化物质，而白葡萄酒富含酒石酸的缘故。

我本人也喜欢在晚餐喝些干白葡萄酒。喝酒之后的第二天早上，血糖值下降得相当明显，这一点我自己有亲身体会。

但请注意一点，白葡萄酒中也有糖类含量高的甜口种类，请大家一定选择干白来喝。

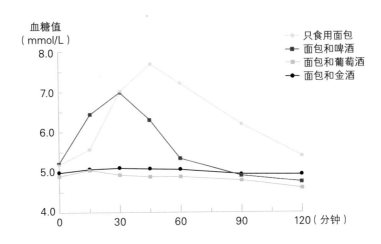

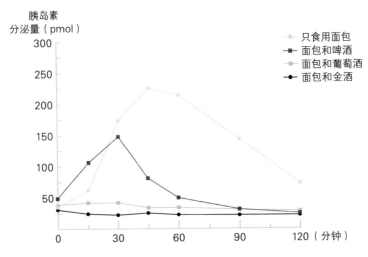

出自《被90%日本人所误解的控糖措施》牧田善二（KK畅销书）

图 3-5 饮酒给予血糖值的变化

有防止衰老和促进血液循环的功效

　　肉桂（桂皮）是一种调味料，是剥取樟科常绿乔木的树皮制成的。最近，常常被用于制作叫作"肉桂卷"的面包中，并且京都的著名点心"八桥"上面撒的"nikki"就是肉桂。

　　肉桂中含有叫作原花青素的成分，它具有降血糖值的作用，这一功效已经被证实。而能够降血糖就可以防止肥胖。

　　肉桂还具有抗氧化、防衰老、杀菌、促进血液循环等功效。

　　肉桂（桂皮）无疑是一种益处多多非常优秀的食材，希望大家能够多多食用，但如果是被加在糖类含量较多的面包、点心上的话不要吃。可以把它当作调料，加在菜肴里，或是用于咖啡、红茶等的调味也很不错。

饮食术 16　年龄越大越需要控糖

代谢变缓，减重也就变难

"年轻的时候，稍微运动一下马上就能瘦下来。可是现在体重却很难减下来。"

倾听 40 多岁人们的心声时，几乎所有人都有这样的烦恼，那是因为基础代谢降低了。

所谓基础代谢，就是什么也不做、只睡觉所消耗的热量。年轻的时候只是活着就像是熊熊燃烧的火焰，随着年龄的增长就会渐渐变得无精打采。因此，如果和年轻时候的饮食生活相同的话，那肯定就会发胖。比如，也可以将"减重 3 千克"作为目标进行控糖，随着年龄的增长，如果不更加严格控制的话，减肥就不会成功。

关于糖类摄取量，如果是为了维持体重，要控制在男性每天 120 克、女性 110 克左右；如果是为了减重，我推荐将每天 60 克左右作为目标，但也须要根据年龄适当调整。

请参考表 3-2 的糖类含量一览表控制糖类摄取量。

饮食术 17　无麸质饮食并非"健康食品"

无麸质饮食并非无糖类

现在声称"无麸质饮食（不含有麸质）"的食品正在增加。很多人将麸质与糖类相混淆，这里需要消除大家的误解。

所谓麸质，是小麦中所含蛋白质的一种，并不是糖类。当然，也不是小麦的全部。

最近，有很多人对小麦中含有的蛋白质过敏，网球选手诺瓦克·德约科维奇（Novak Djokovic）就是其中一位。

这与"荞麦过敏"是一个道理。荞麦过敏的人只对荞麦中含有的蛋白质过敏，并非对荞麦粉中含有的糖类过敏。而糖类占了荞麦营养成分的一大部分。

即使如此，为了避免过敏，也只能采取"不吃含有荞麦粉的食品"这样的办法。和荞麦过敏的人回避荞麦粉一样，麸质过敏的人就要回避使用了小麦粉的面包和意大利面等。

于是，过敏的人就不能食用小麦粉。而小麦粉恰恰是欧美人食用的最具代表的糖类食品。不吃小麦粉，随之而来的结果当然是减少了糖类的摄取量，自然也就会达到瘦身效果。也就是说，不论其本人期望与否，麸质过敏的人都比较容易控制糖类的摄取。

但是，"无麸质食品""无麸质菜谱"等并非是限糖食品。这些食品只不过是"不含麸质＝不含小麦粉"，而很多都使用米粉等其他糖类代替小麦粉。

德约科维奇选手这样的专业运动员在比赛前必须摄取糖类，否则能量无法持续供给。因此，取代小麦粉的无麸质食品非常重要。

另外，不仅是德约科维奇选手，麸质过敏的人因为有了"无麸质食品"大大改善了身体状况，这也是自然的。

但是，连没有过敏症的人都觉得"无麸质食品是健康食品"，那就是怪事了。

而且，更重要的是，无麸质并非无糖。因此，过多食用也是会发胖的。这一点请千万不要误解。

饮食术 18 局部减肥从医学观点来看是不可能的

绝对没有"只减肚子"的饮食方法

如果通过限制糖类减轻体重的话，整个身体会瘦下去。这一点，无论什么减肥都一样。只减肚子、只瘦胳膊的蝴蝶袖等，这种"局部减肥"是不可能的。相反，本来"**局部肥胖**"也是不可能发生的。有人抱怨"我光胖肚子"。那是因为内脏周围变得比较容易长脂肪，只要瘦下来，脂肪也会从那里减掉，所以最后肚子也会瘪回去的。

也就是说，您该考虑的最重要的事情，不是去健身俱乐部锻炼腹肌，更不是使用器械让肚子嘟嘟嘟地振动个不停。您要做的是**减轻体重**。只要体重降下来，那么所有的事情都会得到改善。

运动当然也不错，但首先您要从糖类中毒中解脱出来，然后减轻体重。

知性的职场人士绝对不能把这个顺序搞颠倒了。

减少晚餐量，增加白天食量，这是绝对原则

　　"早餐像国王，午餐像贵族，晚餐像乞丐"，西方流传着这样的说法。面临即将开始的一天，早餐要多摄取营养，晚餐后就只剩睡觉，所以要少吃，这是非常有道理的。

　　但是，对有应酬的职场人士来说，这是不可能的。不过，在"糖类"的摄取量的控制上希望能够贯穿这个原则。要有"晚上绝对不摄取糖类"的思想准备。当然，并不是说您可以在早上和中午像国王和贵族那样摄取糖类，而是越到晚上越要严格做好糖类限制。如果晚上有宴会的话，请不要吃最后上来的米饭和餐后甜点。"早餐∶午餐∶晚餐"的糖类摄取比例请按照"5∶5∶0"的心理标准，只有这样不是才能在实际中稳定到"3∶5∶2"左右的水平吗？

第四章

令您 24 小时保持
最佳状态的饮食术

通过早、中、晚一日三餐提高原有力量的技术

提高注意力、防止困倦、消除疲劳、恢复体力，
即使是繁忙的人也可以亲身感受到的饮食窍门。

为什么饮食可以改变工作状态

> 大脑的能量源是葡萄糖。但是，为了提高工作效率而摄取甜的食物会适得其反。虽然可以带来短暂的亢奋状态，但是并没有提高大脑的机能。真正重要的不如说是如何控制过多摄取的糖类。

"脑力劳动需要糖分。"

常常有人以此为借口吃甜食。"对大脑来说，葡萄糖是唯一的能量来源"，这种说法正好成为吃甜食的理由。

药妆店的"葡萄糖"商品的包装，给人一种"只要吃上一口，大脑就会恢复精神、重新振奋"的印象。

我很担心那些每天不运动、只趴在桌前用功学习的考生们，他们很容易相信这些宣传，进而陷入糖类摄取过度的状态。的确，大脑没有葡萄糖是无法工作的。不仅是大脑，人类没有葡萄糖也是无法生存下去的。也正因为如此，我们特别想食用糖类，以至于达到了如果不加以控制就会陷入中毒的状态。

另外，正常情况下，剩余的葡萄糖不会从尿或者大便中排出体外，而是 100% 被吸收，作为糖原和甘油三酯贮存在体内，这是为了在紧急情况下，人体能将其转换为葡萄糖拯救生命。而且，当葡萄糖不足时，脂肪将作为能量源被使用，此时会产生酮体，大脑也会利用这个酮体。也就是说，不单只有葡萄糖是大脑的能量来源。如果不是在"紧急"的情况下，我们不会陷入葡萄糖不足的状态。

我前面已经说过多次，本来，健康人的血糖值范围在3.9 ~ 7.8mmol/L 之间。对人来说这是最佳的状态，头脑清晰，工作状态良好。

正因为充分理解了这种机制，日本足球队的选手才会在控制血糖值上花大气力。

另一方面，很多职场人士对这种这种机制毫不了解，却一味地以"让疲劳的大脑振作"为借口，吃甜食和葡萄糖食品，导致血糖值上下急剧波动，降低了工作效率。这些人之所以会感觉到"啊，吃了甜的东西后头脑清晰了"，是因为血糖值急剧上升，分泌出多巴胺、血清素等，所以才会一瞬间获得幸福感。

这正是中毒的症状，就像吸毒者药效过劲以后，再打上一针，情绪就又会转好一样。当然，实际上大脑的活力并没有提高，只是被一时的感觉所欺骗罢了。相反，之后马上就会陷入低血糖状态，工作效率也会降低。

即使没有意识到这一点，现在的职场人士也有摄取糖类过剩的倾向。

"总是不能长时间集中注意力。"

"没有好的灵感。"

"身体倦怠没精神。"

"瞬间睡意袭来。"

陷入这种状态时，并不是"糖分不足"，而是摄取过量。也就是说，请您意识到，您的饮食存在着重大问题。

　　无论是什么类型的工作，如果想提高效率，改善状态，那么就要将血糖值控制在 3.9～7.8mmol/L 之间。而且，更重要的是不要让它上下波动。

　　关于这种方法，请大家具体来看下面的内容。

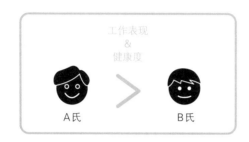

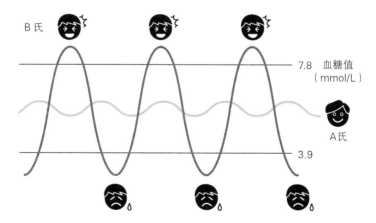

图 4-1　血糖值稳定的时候工作状态更好

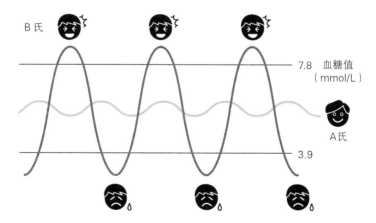

饮食术 20　糖类的摄取要在早餐，应在蔬菜沙拉和酸奶之后

最后吃糖类食物，可以抑制血糖值的急剧上升

　　本来，早餐应该多花些时间好好用餐，这才是最理想的状态。但是，工作繁忙的职场人士也许很难做到。如果不吃早餐，那么空腹状态就会持续到午餐。之后到了午餐又使劲儿吃，使血糖急剧上升。所以，需要在这期间吃点什么。因此，如果想吃米饭、馒头、面包、面条的话，最好放在早餐吃。因为在早餐之后要工作一天，葡萄糖也会被消耗掉的。

　　"一天内，无论如何都想吃上一顿白米饭。"

　　"我特别喜欢面包，每天就盼着品尝各种各样的面包。"

　　建议这样的人把米饭或面包类安排在早餐吃。不过要注意，即使在早餐食用，也不能最先吃，要留在沙拉、食材丰富的味噌酱汤及酸奶之后吃，只要保证是按这个顺序，也可以抑制血糖值的急剧上升。

饮食术 21　水果要放在早餐，并少量食用

猕猴桃和蓝莓等放在酸奶里吃

　　水果中的"果糖"，比葡萄糖还容易蓄积在身体里，这是造成肥胖的重大原因。人体首先将葡萄糖作为能量来源来使用。但是，葡萄糖充足的时候，果糖就会被作为储备资源马上转变为甘油三酯。也就是说，会发胖。

　　虽说如此，由于水果中富含矿物质和维生素，所以可以少量食用。

　　这种情况下，水果一定要在早餐食用。早餐是一天的开始，在早餐食用水果可以让矿物质和维生素被有效利用，糖分也容易被消耗掉。

　　吃水果时，尽量将水果中富含的膳食纤维也一起食用。橘子等连同橘子瓣一起吃，苹果不削皮吃是最理想的。膳食纤维越多，消化越需要时间，这样相对就可以防止血糖值的上升。

　　早上来不及的时候，吃猕猴桃比较好。猕猴桃富含维生素 C，吃了它可以补充一整天的维生素，它还有降血压的效果。蓝莓抗氧化功效很强，也非常值得推荐。可以放在酸奶里吃。

　　另外，常常作为早餐食用的香蕉，是糖类含量特别高的水果。考虑到血糖值的问题，我实在是不推荐它。

　　不管怎么说，日本水果非常受欢迎，连外国人都夸赞说"又甜又好吃"。但是，它的含糖量也比较高。请您留意这一点，少量食用为好。

饮食术 22　水果不要打成果汁喝
液体中含有过剩的糖分

水果最好是直接吃，特意榨成果汁来喝，的确是件很无聊的事情。"为了健康，每天早上喝营养果汁"，这样的习惯请马上戒掉。

高级宾馆所提供的昂贵营养果汁使用了很多高甜度的水果。比如，橙汁使用 6～8 个鲜橙等这种情况都很普遍。

如果是自己剥皮，慢慢品尝的话，一个就足够了。但是打成果汁后，就会过分摄取不必要的糖分。

用榨汁机打成果汁后，水果中非常难得的膳食纤维就被除去了。特意花费时间，"除去好的部分，只留下坏的部分"，实在得不偿失。

饮食术 23　面包要吃天然酵母、全麦粉的

普通面包中不仅糖类，添加剂也特别多

就拿白米饭来说，不管是新米还是陈米，不管是什么品牌，虽然味道会有所不同，但实际上，其中所含的糖类等营养素是一样的。

当然，和白米相比，糙米更好一些，只凭外观就一目了然。

但是，面包则不同，在其生产过程中会掺入各种物质。所以，即使外观上看上去没什么，有时生产厂家为了调整口味，可能加入了超出想象的盐和糖，还有的可能加入了许多添加剂。

市面上销售的普通面包，一般在面包胚发酵的过程中，都会使用"酵母粉"。

酵母粉是人们为了让酵母菌更好地发挥作用而人为制造出来的物质，据说好像它能致癌。但是，并不是酵母菌不好，而是酵母粉的问题。

如果吃面包的话，请选择天然酵母发酵的面包。

并且，不要选择精制的小麦粉，选择全麦粉做的面包最理想。因为全麦粉中还保留着丰富的维生素、矿物质、膳食纤维，在营养方面也很有优势。

虽说如此，但是很难找到满足这些条件的面包。如果在便利店或者超市，不加思索地随便买的话，几乎无缘遇到。

便利店和超市销售的有名厂家的面包，保质期都很长。如果您自己有过烤面包经历的话就会知道，面包很容易发霉，保质期那么长是不正常的，一定加入了防腐剂等物质。

如果您特别喜欢吃面包，那么就请提高您警惕。若随随便便买面包的话，一定会损害您的健康。

请您亲自到便利店、超市，或者值得信赖的高品质面包店去比较一下成分含量，那样您就会明白使用天然酵母和全麦粉的价值所在。

用自己的双眼亲自确认这些事情，才会逐渐地从真正意义上改变您的健康意识。

能够降低血糖值，预防动脉硬化

正如图 3-4 介绍的研究成果所示，单独食用面包不如和脂质一起食用好，和脂质一起食用时血糖值上升更缓慢。

面包最理想的食用方法是蘸着初榨橄榄油食用，不过也有人喜欢黄油吧。黄油我推荐 **"草饲黄油"**，它出自于自由放牧饲养奶牛的牛乳。

虽然价格贵，但是其中含有丰富的、对健康有益的不饱和脂肪酸，有望预防动脉硬化。在高档百货商店及销售高级食材的超市，或者网购等都能买到。

不仅可以抹在面包上，用于烹调菜肴，或融入咖啡、红茶等食用都是不错的方法。

不过，请大家不要食用人造黄油。因为它会加速动脉硬化，造成心血管疾病。

过去以为人造黄油 "和动物性脂质相比更有益于健康"，这种想法曾经风靡一时。但是，现在已经证明，人造黄油和起酥油（shortening）等 **"反式脂肪酸"**（使用氢气将液体植物油加工成固体）会提高患上心脏病的风险，是极为危险的物质。在欧美，反式脂肪酸被严格限制使用。

可是，日本现在还处于接近无管制状态，在很多地方仍被使用。比如，您观察一下超市或便利店销售的面包成分表就会明白，反式脂肪酸使用的频率相当高。

当然，制造人造黄油的初衷并不是"让对健康有害的物质流行起来"，开发当初也以为它是"好东西"。

像这样，关于饮食和健康的常识在不断变化，有时结论会完全相反。不了解情况的发展变化，墨守成规，还固执地信守以往的错误方法，或者愤慨地说"那不是撒谎吗"，等等，都不是明智的做法。

让我们随时了解最新且最值得信赖的信息，去伪存真吧！

豆浆具有抗氧化作用

牛奶中含有叫作乳糖的糖类物质，它会使血糖值上升。另外，已经有研究表明，过度摄取牛奶会引起 1 型糖尿病。

本来，奶牛最理想的状态应该是自由放牧、食用牧草成长的。但是，由于批量饲养的原因，奶牛都被关在狭窄的牛舍中，饲料多为小麦、玉米等，而且还会使用抗生素和激素制剂等。

我们很难想象这些影响不会反映到牛奶中，据说过度摄取牛奶是特应性皮炎和哮喘等各种疾病的病因所在，尤其怀疑与大肠癌的发病有关。

这些说法虽然还未确定，但是，也没有被明确否定。至少在不能否定的情况下，我们还是不多喝为好吧！

恐怕大家喝牛奶是期望"补充钙质预防骨质疏松症"吧！实际上，吸收钙的过程中镁是不可或缺的。但是，牛奶中几乎不含镁。所以，喝牛奶补钙，能否达到我们期待的效果还是个未知数。

因此，和牛奶相比，我推荐大家饮用豆浆。

豆浆是由大豆制成的，大豆中富含异黄酮，它具有抗氧化作用。可以说，豆浆是可以打 100 分的优质食品。已经证明：异黄酮对女性的更年期障碍有良好效果。

顺便提一下，我本人很喜欢"抹茶豆浆"，其中加入了抹茶。抹茶中富含具有抗氧化作用的儿茶素。

　　不用特意买抹茶，可以把普通的茶叶用研磨器研成粉状，在 200 毫升的豆浆中加入 1 匙搅匀即可。冷饮热饮都好喝，请大家一定尝试一下。

饮食术 26　每天喝一点酸奶

找到适合自己的菌种，调整肠内菌群

　　酸奶是用牛奶做的。但是，在其制作过程中，乳糖被分解了。所以和饮用牛奶相比，饮用酸奶血糖值不会上升。

　　不过，由于酸奶是由牛奶制作的，所以会使胆固醇增高。特别是黏度比较高的"里海酸奶"，非常明显。

　　如前所述，虽然从食品中摄取胆固醇的量很少，但是，平时就担心动脉硬化的人还是少吃为妙。

　　酸奶的优点是**可以调整肠内菌群**。如果肠内菌群处于良好状态的话，就可以保持正常的大便状态，不易患各种疾病。

　　如果期待这种"日积月累的效果"的话，那么就不要一次食用过多，养成"每天少量"食用的习惯比较好。具体来说，每天摄取100克左右。

　　酸奶是在牛奶中加入"菌种"发酵而成的，市面上销售的酸奶，品牌不同**使用的菌也不同**。因此，就有适合与不适合的情况，A 商品给 B 客人带来了通便和健康的体验，但是，并不一定能给 C 客人带来同样的感受。这是因为每个人肠内菌群的分布都各有不同。

　　但是，自己无法检测自己的肠内菌群。所以，只能 2 周换一种，尝试一下，看看哪一种更适合自己。选择感觉"最近状态不错"的那款酸奶，持续食用即可。

通过早、中、晚一日三餐提高原有力量的技术

第四章

饮食术 27　不用在意鸡蛋中的胆固醇
饮食的影响只占 1 成

众所周知，和牛奶不相上下，鸡蛋也是高胆固醇食品。

迄今为止，鸡蛋一直是高胆固醇人群的禁忌食品。特别是在心肌梗死患者较多的美国，这种说法很盛行。

但是，多年的研究证明，90% 的胆固醇是由肝脏产生的，从食物中摄取的仅仅不足 1 成。现在，在美国也不再限制鸡蛋了。也就是说，人的体质决定肝脏是否容易产生胆固醇。

鸡蛋是营养丰富的优秀食品。所以，健康人每天一个，胆固醇高的人最好两天一个。

胆固醇高的人与其担心饮食，不如认真接受血管疾病的检查，后者更重要。

饮食术 28   尽量不要吃加工肉类
为何 WHO 公布致癌物后竟然没有成为热门话题

火腿、鸡蛋是具有代表性的早餐。不过，火腿和培根、香肠等加工肉类，不要每天早上都吃。WHO 承认了这些加工肉的致癌性，即便如此，竟然在日本没有成为热门话题，估计是政府需要保护大企业的想法在作怪吧！

市面上销售的大部分加工肉里，都含有为了延长保质期的**防腐剂**、为了看上去美观的**增色剂**等危险物质。特别是叫作**亚硝酸盐**的增色剂，亚硝酸盐具有致癌性的问题早已被证明。在专门销售无农药蔬菜的超市里，也销售无添加剂的加工肉类。那些商品看上去颜色有些泛黄，您可能会觉得"看上去不怎么好吃啊"。但是，那才是肉本来的颜色。请您注意，越是粉红色的加工肉越是不安全。

饮食术 29 如果想吃甜味的话就使用蜂蜜

适量食用，蜂蜜是具有抗氧化作用的健康食品

蜂蜜是在您想吃甜东西时非常方便的食品。

蜂蜜是天然产物，自古就在世界范围广为利用。莲花蜜、槐花蜜、橘子蜜、橡树花蜜等，蜂蜜的色香味会因为蜜蜂停留的花的种类而不同，这是非常有趣的。

不管怎么说，蜂蜜具有砂糖所不具备的抗氧化作用，适量摄取有益于身体健康。这个"适量"非常重要。无论含有什么好的成分，过量食用都会造成血糖值的上升，陷入"肥胖→衰老→疾病"的怪圈。每天食用 1～2 茶匙的程度是可以的。

最近颇受大家关注的澳大利亚的嘉拉蜂蜜（Jarra honey）和新西兰的麦卢卡蜂蜜（Manuka honey），它们都具有较强的杀菌作用和抗氧化作用。

我每天早上就吃 1 茶匙嘉拉蜂蜜。

饮食术 30　为什么午饭后会困呢

因为吃了盖饭这样的单点份饭，饭后就会陷入低血糖状态

有很多人觉得"吃了午饭以后，我肯定会困"。本来是为了下午很好地工作补充能量，可是却适得其反。

这是因为午饭一下子摄取了太多的糖类，急剧上升的血糖值反转为急剧下降而陷入低血糖状态。

特别容易出现这种状态的是牛肉盖饭、拉面等"单点份饭"。日式面条、荞麦面条、意大利面条、咖喱饭、手握寿司等也是这样，没有配菜的单独份饭中几乎大部分是米饭、面条等糖类。而且，如果总是持续吃这样的单独份饭的话，其结果是用餐的速度就会很快。

很快地吃大量的糖类会怎么样呢？这个不用再赘述大家也知道了吧。

再有，咖喱饭的调料块也使用了小麦粉，含有大量的糖类。另外，手握寿司的醋味米饭里也含有很多砂糖。

即使平时远离碳水化合物，也请大家留意，特别是在大家想集中精神工作的时候，一定要控制糖类的摄取，要好好咀嚼、慢慢进食。如果在睡眠时间充足的情况下，午饭后仍然还总是困倦的话，也许原因就是糖类摄取过多。

不论您是在公司食堂，还是在外面的饭店用餐，您在午餐都应该选择那种有主菜有副菜的套餐，尽量不要选择单品盖饭。可以不选择传统意义上的和式套餐，即使在西餐厅也可以点那种带主菜和蔬菜沙拉的套餐。

在用餐时，请先大致看一下套餐的整体搭配，先吃蔬菜类，然后吃肉、鱼等蛋白质为主的菜肴，把米饭和面包放在后面吃。而且最好别全吃光。

如果不喜欢剩饭的人，请先跟饭店的人说"请给我半碗米饭"。

您可能觉得麻烦，只要习惯了就没什么大不了的。迄今为止一直吃单品盖饭的人，如果改吃带配菜的套餐的话，体重一定会下降，身体状态也会改善。您就权当是被骗，试试看吧！

饮食术 31　西点面包是缩短寿命的食物

隐形的恶性物质数不胜数，总有一天会破坏您的身体健康

中午去便利店时，一定会看到购买西点面包的职场人士。估计那就是他的午餐了吧！有一位 30 多岁的男子，每天早上上班前都会去便利店买那种带香肠、奶酪的酸味面包和丹麦酥皮点心，或豆沙馅面包，一酸一甜，各买一个。拿到公司，中午就吃这个。我对此十分担忧，可是他对心怀恐惧的我，挺起胸膛自信地说："一个酸味和一个甜味，味道正好平衡。"

但是，不论是酸味还是甜味，西点面包都是糖类的集合。我对患者的观测结果显示，每种西点面包都会使血糖值急剧上升，几乎不相上下，尤其是菠萝包特别严重。而且，只要看一下便利店销售的西点面包的成分表就会明白，其中使用了具有致癌性的人工酵母粉、能够促进动脉硬化的人造黄油，还有防腐剂。

西点面包是缩短寿命的食品，你要是考虑身体健康的话，请别再吃了吧！

一口嚼 30 下，30 分钟吃一顿饭，这样吃
身体会发生什么变化呢

　　目前，大部分单位的午休时间都规定为 1 个小时。但实际上，日本职场人士的午饭一般都是 15 分钟内草草吃完。对工作繁忙的职场人士来说，"吃饭快"已经成为习惯。所以，考虑到健康的问题，请尽量至少花 30 分钟吃一顿饭，一口嚼 30 下最理想。因为好好咀嚼，食物就会与唾液中含有的消化酶混合在一起。

　　另外，花时间慢慢咀嚼用餐，就会给大脑输送"肚子就快要饱了"的信号。吃饭快的人，由于那个信号还没传到大脑，饭就已经吃完了。所以，就会再加一碗饭。如果有可能，最好不要跟吃饭快的人一起吃午饭。即使周围的人吃饭快，您也一定要坚持慢慢咀嚼用餐。健康最重要，为了健康，不要在意那些无聊的事情。

饮食术 33　午饭后走步 20 分钟

"为了消化饭后休息"对身体不好

有研究表明，饭后马上做适量运动，血糖值不会上升。

这个时候的运动，不是"降低已经升高的血糖值"，而是"从一开始就不让血糖值上升"，这个意识很重要。因此，"饭后马上"很重要。

在午休的 1 个小时期间，订餐送来就需要 10 分钟，然后慢慢咀嚼吃 30 分钟，还剩 20 分钟。利用这个时间，快步走就可以抑制血糖值上升。在公司附近走也可以，返回公司的时候选择走楼梯也很有效。特别是吃了糖类较多的午餐时，请饭后马上做适量运动。以前传统的观点是"为了消化，饭后应静静地休息"。但是，那样就跟相扑运动员一样，会越来越胖。现在是"饭后才更要运动"。走步 20 分钟或者上下楼梯，既可以锻炼腰腿，又可以成功减肥，这真是个很聪明的做法。

为什么多加橄榄油的意大利面有益于健康

即使您想"回避单品盖饭而选择吃套餐",但是有时也很难做到。

比如,您提议请部下吃午餐,部下说希望吃"意大利面"时,您怎么办呢?好容易获得的交流时间,您一定不想说"啊呀,控糖……"那么扫兴的话吧。

这种情况下,就请用点菜来扳回损失吧!

请思考一下我在图 3-4 中给大家介绍的研究成果。

和单独食用面包相比,和脂质类一起食用时血糖值提高幅度更小,特别是特级初榨橄榄油的效果非常好。

这个效果,不只是局限于面包,更适用于所有糖类食品。

也就是说,如果吃意大利面条,应该尽量选择和橄榄油一起摄取的菜品,这样可以控制血糖值的上升。

与看上去比较清淡的日式风格的意面相比,意大利人比较喜欢的风格反而其控糖效果更好,因为后者使用的橄榄油量更多。

当然,别仅靠外行的判断下结论,就餐时可以咨询一下店员。如果餐桌上放着橄榄油,那您就在自己的面里多加点。

醋也有降血糖的效果。假如您在中华料理店吃炒面时,那就请多加点醋吧!

"如果加橄榄油吃的话，热量值高，就会更胖""加了醋，那道菜本身的热量也不会发生变化呀"等，这些想法已经过时了。

这些对热量的信仰是由那些不懂生物化学的人提出来的，而生物化学是研究在代谢过程中人体到底发生了什么变化。

您应该用基于最新科学根据的、知性的方法控制饮食。

饮食术 35　要是饿了就吃点坚果

为什么比起忍受饥饿，少吃点零食更好

职场人士吃晚餐总是在 8 点以后。这样一来，午餐后的时间过长，就会饿肚子。如前所述，空腹后的暴饮暴食最不好，不如少食多餐吃点零食，这样血糖值就不会大幅度上升。所以，晚餐前最好先少吃点。不过，最好不要吃饭团、三明治、小食品等糖类含量较多的食品。

如果稍微有点儿饿了，最好学习绳文人吃点坚果。这样既不会提高血糖值，又可以补充维生素、矿物质、蛋白质等理想的营养成分。在办公室的抽屉里常备些优质的坚果吧，但务必请确认好产地、是否发霉，是否含有添加剂、盐分等，慎重选择。除坚果外，奶酪和鱼罐头也非常好，值得推荐。不能选择甜饮料和点心，请大家彻底远离这些东西。

饮食术 36　睡前 4 小时吃完晚餐
身体消化吸收需要 4 小时

晚饭在睡前 4 小时结束是最理想的，这是因为，我们所具备的消化吸收系统，完成摄入食物的消化吸收需要 4 个小时。

用嘴嚼碎的食物，与消化酶混合后进入胃中。每顿饭中会释放出 500 毫升左右的 pH1.5 的强酸性胃液，米饭等糖类被消化需要 2 个小时以上，肉和鱼为 3 小时以上，食物一点点变成食物泥而被消化。

然后，食物在十二指肠与碱性的胰液混合中加以中和，在小肠中被消化，这个过程一共需要 4 个小时。

无视这一过程，吃饱了以后马上就睡觉，就会引起消化不良，第二天早上可能还会感到胃不舒服。

而且，因为吃饱了完全不动，所以葡萄糖蓄积也会造成肥胖。为了健康，睡前 4 小时最好什么也不吃。

[在胃里消化时间的参考值]

・米饭　　　　　　　2 ~ 3 小时

・瘦肉（蛋白质）　 4 ~ 5 小时

・肥肉（脂肪）　　 7 ~ 8 小时

糖类控制的基本条件就是"晚上不吃糖类食物"

　　肥胖的人大多经常在晚上食用大量糖类。即使早上、中午吃米饭或面包、面条等主食，晚餐也要极力做到不吃主食。

　　晚餐不吃主食，对喜欢喝点小酒的人来说很容易。只要在居酒屋，点一些像烤鸡肉串（加盐而不是调味汁）、生鱼片、凉拌豆腐、毛豆、坚果等蛋白质丰富的下酒菜，再喝一些葡萄酒或烧酒就可以了。

　　啤酒和日本酒的糖类含量较高，所以，最多在晚餐开始的时候喝一杯，然后就要换成不含糖类的蒸馏酒，或是白葡萄酒、红葡萄酒等。科学研究证明，干白葡萄酒有瘦身效果；红葡萄酒富含多酚。

　　下酒菜也希望大家尽可能多吃些蔬菜，但是，含糖类多的根茎类蔬菜建议不吃，这一点请留意。

　　当然，不一定非得在居酒屋吃日式料理，吃法国菜、意大利菜、中华料理都没问题。只要是肉、鱼、叶类蔬菜的菜肴什么都可以吃，再喝些葡萄酒、蒸馏酒（烧酒或威士忌），米饭、面包、面条等剩下不吃就行了。

　　我是大力推崇就餐时喝酒的，不过，有"酒后拉面收口（喝完酒最后再吃碗拉面结束晚餐）"这个习惯的人就要格外小心了。很多人一喝多了，就常会放松警惕，难以自控，就会说"吃碗拉面去吧"。

餐后的拉面，的确很好吃。但是，这一时的满足定会带来发胖的后果。而且盐分摄入过多，血压就会升高。第二天早上还会持续有饱腹感，没有一点是对身体有益的。这样一来，好不容易努力坚持了好久的控糖计划，就因为喝醉而前功尽弃了。

同样，吃完火锅后，在汤里加入面条或米饭的吃法也是不可取的。我非常推荐日式火锅，既有蔬菜又有豆腐等其他食物，营养均衡，最后的糖类摄取就忍痛割爱吧！

如果像这样的晚餐食谱不能得到家人理解的话，那就自己动手做吧！家里如果有孩子的话，餐桌上总是难免出现咖喱饭。在这样的家庭环境下，不可能让家里人"给自己做特殊不含糖类的晚餐"。您一定要有这样的意识：自己的健康要靠自己来守护。

刚刚开始践行的人，可以首先尝试一下日式火锅。准备一个小锅，然后加上肉或者鱼、豆腐、蔬菜等食材，这样的菜肴谁都会做吧！那么可以把这些当作下酒菜，再开心地喝上一杯。

饮食术 38 有意识地调整摄取盐分的方法

习惯吃味道淡的菜肴，可以唤醒原始的味觉

在居酒屋边喝酒边吃下酒菜这个方法不错，但唯一令人担心的就是盐分的摄入量。过度摄取盐分会使血压升高、肾功能降低。

日本人是世界上摄取盐分较多的民族。为了让嗜盐的大部分日本人满意，外面餐厅的菜肴，大多口味都偏咸。在居酒屋的菜品中，像酱拌鱿鱼等（日语叫作"盐辛"）具有代表性的下酒菜的盐分就很高。为了避免过度摄取盐分，建议尽量不要吃这样的下酒菜。吃生鱼片时，也尽量少沾一些酱油。像这样，可以自己有意识地想办法调整一下。

如果总是在无意间过多使用酱油和盐，估计舌头可能已经麻痹了。那就需要从源头上下功夫。

适应了淡的味道以后，舌头就能够捕捉到食材本来的味道。而且还能吃出是否添加了多余的添加剂。让我们从喜欢咸味重的口味中脱离出来，一起唤醒从绳文人那里继承的原始味觉吧！

葡萄酒和蒸馏酒能够降低血糖

从人种上来看，所有的白人和黑人 100% 都可以分泌出能够分解酒精的 ALDH（乙醛脱氢酶）。

而日本人中完全不能够分泌 ALDH（即完全不能喝酒）的人占了总人口的 4%，能够分泌但只能分泌少量 ALDH 的人占 40%。而这 40% 的人虽然能喝些酒，但脸颊马上就会变得通红。

不知是否是不胜酒力的日本人比欧美人更多的原因，在日本还仍然倾向于"不喝酒有益于健康"这样的说法。而医生也常常毫无根据地建议患者要"控制饮酒"，这种情况比比皆是。

但我对此表示反对。我认为健康人能喝的就可以多喝点，不能喝的则量力而行，每天享受饮酒之乐就好（当然，过度饮酒另当别论）。我这么说是因为科学已经证明，喝酒既不会升高血糖也不会发胖。

我估计最初酒的出现可能只是因为偶然的发酵，但自古以来，不管哪片土地都有饮酒的历史。想必绳文时代的人，当时一定也曾喝着某种酒吧。所以，将这个习惯继承下来也是很正常的事。

我诊疗的患者，他们的自测结果也说明葡萄酒和蒸馏酒不会使血糖上升，甚至呈现下降趋势。得知这样的结果后，他们就都安心地继续享受着饮酒之乐。

我特别推荐葡萄酒。不管是富含多酚而抗氧化功效强大的红葡萄酒，还是具有瘦身效果的白葡萄酒，都建议配合菜肴一同享用。另外，像啤酒、日本清酒和绍兴酒等糖类含量较高的酒，饮酒量请控制在一杯以内。

一般在喝酒的时候都会担心醉酒吧，特别是 ALDH 分泌量少的人，不注意的话马上就会喝醉。

所以，我推荐在饮酒的时候和水一同饮用。因为摄取了充分的水分后，血液中的酒精浓度就会相应降低。还会增加如厕的次数，尽早把酒精排泄出去。我经常在晚餐时喝白葡萄酒，不过，喝酒时总会请服务员把水壶装满 1 升水，然后大口大口地喝下去。也正因如此，我从来没有经历过宿醉。

饮食术 *40* 睡前吃甜食的习惯请马上戒掉
不舒服是因为半夜低血糖发作

我有个熟人，是一位年近 40 岁的中年男子，他特别喜欢甜食。

因为不胜酒力，所以，晚餐后边品茶边享用日式点心就成了他的乐趣之一。他想，"既然是乐趣，那就吃点高级的吧"，于是经常自己去一流的日式点心店买栗羊羹、豆馅糯米饼和日式豆沙馒头等点心。

加之平素工作压力加大，所以甜食摄取量也不断增大。他每天晚上都会在睡前吃豆沙糯米饼和铜锣烧，然后直接去刷牙睡觉。这样的日子没过多久，他就渐渐地胖了起来，同时睡眠也变得越来越差，夜里还容易醒来。

他还经常入睡不久就因感觉不适而醒来，而这恐怕是因为半夜低血糖发作而导致的。这种现象在年轻女性当中也会经常出现，而其原因大多也是因为睡前摄入了大量糖类。

良好的睡眠质量是健康和提高工作效率的必要保证。所以，在就寝前请严格控制糖类的摄取。

饮食术 *41*　睡前喝香草茶

抑制 AGE，一天结束时拥有放松的心情

　　睡眠期间出汗的量要比我们想象的多，血液也容易变得黏稠。因此，就寝前最好喝一杯水。另外，如果想在睡前放松一下的话，可以喝些香草茶。知名产地的迷迭香、洋甘菊、薰衣草、薄荷等都具有镇静效果，听说对失眠很有效，所以最适合在晚餐后饮用，而且还可以抑制加速人衰老的 AGE。现在市面上香草茶店在不断增加，在说明您的需求后，店里的人会为您调配一款适合您的茶。您也可以买回各种茶，根据自己当天的心情来调制，或许这也是件非常愉悦的事。

　　归根到底，我想说的是，一天即将结束时，拥有这样一段时光很重要。不是喝从自动售货机里滚动出来的饮料，而是认认真真地沏泡一壶香草茶，以此来结束忙碌的一天。如果您有这样放松的心情，从容的心态，那么也就会好好思考一下明天吃什么吧。

第五章

重拾青春及柔韧性的饮食方法

外貌、精神、体力，都不易衰老！让您延缓衰老的饮食术

远离疲劳感、倦怠感、皱纹、色斑、痤疮，
常葆青春活力、美丽的秘诀是什么？

人为何会变老

> 人自出生以后就开始老化。那么，人体中究竟发生着什么呢？近年引起极大关注的引起衰老的真凶——AGE 究竟是什么？侵蚀我们身体的"氧化""糖化"现象又是什么？

我们生存所必需的是葡萄糖与氧，缺少其中的任何一种我们都无法生存。然而同时特别讽刺的是，葡萄糖与氧恰恰正是导致我们衰老的原因。

葡萄糖与氧的结合，产生水、二氧化碳及能量。这一过程中，葡萄糖会引起"糖化"，氧会引起"氧化"，导致损伤身体的各个部位，造成老化。生存本身，就是不断糖化与氧化的过程。这么一想，我们从呱呱坠地的那一瞬间就开始老化了。氧化，相对较早地为人们所熟知，一言以蔽之，您可以理解为：是我们的身体在"生锈"。

去了皮的苹果在放置一段时间后会变色，这是接触了氧之后产生了氧化反应的结果。与之同理，不断吸入氧气的我们，体内也一直在发生着氧化反应。

另一方面，比氧化更受重视的是糖化，您也可理解为：是我们的身体在"变焦"。富含糖类、烤成焦黄色的蛋糕气味诱人，令人食欲大振。但实际上，"烤成焦黄色"并不是一种好的现象。这就是所谓的糖化，在我们身体里也同样发生着这种反应。

糖化是蛋白质、脂质与葡萄糖结合后发生的老化反应。

蛋白质、脂质和葡萄糖结合，会产生叫作 AGE（Advanced Glycation End-products= 终末氧化产物）的恶性物质，在本书后面内容中将详细介绍。目前已经有研究表明，AGE 就是所有疾病及衰老现象的真凶。

AGE 是"蛋白质、脂质与葡萄糖结合产生"的物质。但是，我们的身体除了水分以外，就几乎是蛋白质和脂质。这样一来，葡萄糖如果处于过剩的状态该有多么危险，您也能理解了吧！并且，AGE 还会使蛋白质和脂质变质。

比如，皮肤的胶原蛋白变质后会出现皱纹和色斑；血管的蛋白质变质后，就会变硬，容易破裂，还会引起所谓的动脉硬化。AGE堆积状态下形成的皱纹可称为"皮肤烤焦"。

另外，研究发现，人体出现 AGE 后，就会产生巨噬细胞等AGE 的受体，从而使细胞出现炎症。这种慢性炎症可能就是所有疾病的原因所在。

AGE 既可以这样在身体里形成，同时也会包含在食品里。特别在烤焦的部分中含量更高。

再有，糖尿病检查中的"HbA1c（糖化血红蛋白）"是 AGE 的初期反应物质（即初期糖化物质）。通过测定葡萄糖与蛋白质和脂质结合后的残存物，可以了解采血前 1～2 个月的血糖值的平均水平。

胶原蛋白 3 根纤维缠绕的构造
（维持强度和弹性）

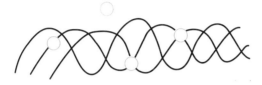

多余的葡萄糖

胶原蛋白（蛋白质）

老化

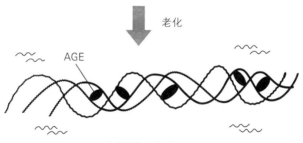

AGE

形成皱纹和色斑
成为疾病的原因

由于 AGE 在 2 根胶原蛋白纤维的中间形成，
所以表现为非生理性交联。
这种连接形成后就会损伤原有强度，
弹性下降，变得容易断裂。

图 5-1　衰老的机制

饮食术 42　血糖导致肥胖→衰老→患病
使人肥胖的饮食生活会导致衰老和疾病

人体通过葡萄糖与氧结合产生能量，在这个过程中也同时发生了氧化和糖化。所谓同时发生，意味着会出现同时恶化，相反，亦可以同时预防。

也就是说，只要注意防止 AGE 的增加，不仅可以预防糖化，也可以相应地控制氧化。换言之，可以远离衰老。

近年来，关于 AGE 的研究突飞猛进，其危害也已经被证实。1970 年以来发表的大量论文，显示了 AGE 会对血管、肾脏、肌肉、胶原蛋白造成巨大损伤。之后，各类研究机构也纷纷指出 AGE 与所有疾病的各种关联。

有观点认为，"糖尿病患者的血管会比健康人的提早衰老 10 年"，原因就是 AGE 过高，引起炎症，造成血管壁恶化。另外，过滤废弃物的肾脏黏膜上如果附着了 AGE，就会穿孔，造成尿中出现叫作白蛋白的物质，最终重症糖尿病会引起肾病。

阿尔茨海默病患者的脑内存在着叫作老人斑的色斑，那里残留着很多 AGE。帕金森病患者的中脑部有路易体，其中也存在有大量的 AGE。

以意大利托斯卡纳大区 65 岁以上的男女各 1013 名为对象进行调查，结果表明，体内含 AGE 多的人死亡率更高。

我首先要阐述:"如果患有糖尿病,所有疾病的患病率都会增加。"确切地说,不是糖尿病导致了其他病症,而是患糖尿病时的症状(血糖值偏高、容易产生 AGE 的状态)会招致所有病症。

这里希望大家能回想起一件事,即血糖值高会造成肥胖。

也就是说,如果追根溯源的话,造成肥胖的饮食生活,也会带来衰老与疾病。

很多职场人士就陷入了"肥胖→衰老→患病"的怪圈。要脱离这个怪圈,就只能改变饮食生活。

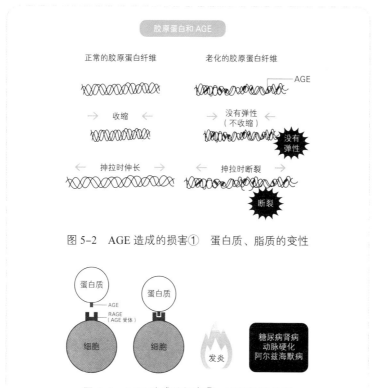

图 5-2　AGE 造成的损害①　蛋白质、脂质的变性

图 5-3　AGE 造成的损害②　引起炎症反应

出自:《牧田医生的新·美肤常识 40》牧田善二(主妇之友社)

饮食术 43 避免 AGE 多的食品
了解含量及烹调方法，最大限度避免摄入

AGE 包含于食品之中。因为食材中的蛋白质、脂质如果与葡萄糖相结合，就会形成 AGE。

为了抑制自己体内的 AGE 增加，在饮食生活中就必须注意以下 2 点。

一个是避免在体内会形成 AGE 的饮食。也就是说，要避免过量摄取会令葡萄糖过剩的糖类。

另一个是避免吃原本 AGE 含量就多的食物。原本从食品中摄取的 AGE 不会全部蓄积于体内，其中 10% 进入体内，并且 6%~7% 会长期停留在体内。

但是，不要轻松地认为"那样的话就不用在意呀"。事实上，同样的食品，由于烹调方法不同，AGE 的含量会发生几十倍的变化。掌握了这个知识，会对您的健康产生极大的积极影响。

具有代表性的食品的 AGE 含量在表 5-1 中，请大家参看。

表 5-1　食品的 AGE 含量

食品名	AGE 含量
高碳水化合物食品	
米饭	9KU/100g
意大利面（煮 8 分钟）	112KU/100g
切片面包（中心）	7KU/30g
松饼	679KU/30g
华夫饼	861KU/30g
玉米片	70KU/30g
炸薯条（自制）	694KU/100g
炸薯条（快餐店）	1522KU/100g
薯片	865KU/30g
曲奇（手工制作）	239KU/30g
饼干	653KU/30g
爆米花	40KU/30g
肉	
法兰克福香肠（猪肉 / 煮 7 分钟）	6736KU/90g
法兰克福香肠（猪肉 / 烤 7 分钟）	10143KU/90g
汉堡包（牛肉 / 炸 6 分钟）	2375KU/90g
汉堡包（牛肉 / 快餐店）	4876KU/90g
烤牛肉	5464KU/90g
培根（猪肉 / 微波炉加热 1 分钟）	1173KU/13g
火腿（猪肉）	2114KU/90g

重拾青春及柔韧性的饮食方法

食品名	AGE 含量
香肠（猪肉 / 微波炉加热 1 分钟）	5349KU/90g
鸡胸肉（无皮）	
生肉	692KU/90g
煮（1 小时）	1011KU/90g
烤（15 分钟）	5245KU/90g
炸（8 分钟）	6651KU/90g
微波炉加热（5 分钟）	1372KU/90g
鸡胸肉（带皮）	
炸鸡排（炸 25 分钟）	8965KU/90g
烤（45 分钟）	5418KU/90g
炸鸡块	7764KU/90g
鱼	
鲑鱼（炸 10 分钟）	1348KU/90g
鲑鱼（生食）	502KU/90g
鲑鱼（熏制三文鱼）	515KU/90g
金枪鱼（涂酱油烤 10 分钟）	4602KU/90g
金枪鱼（烤 25 分钟）	827KU/90g
金枪鱼（油浸罐头）	1566KU/90g
蔬菜	
西蓝花（煮）	226KU/100g
胡萝卜	10KU/100g
辣椒（烤）	261KU/100g
洋葱	36KU/100g
西红柿	23KU/100g

食品名	AGE 含量
乳制品	
牛奶	12KU/250mL
牛奶（无脂肪）	1KU/250mL
牛奶（无脂肪／微波炉加热 3 分钟）	86KU/250mL
酸奶	10KU/250mL
香草冰淇淋	88KU/250mL
美国制加工奶酪	2603KU/30g
蓝纹奶酪	1679KU/30g
马苏里拉奶酪	503KU/30g
帕玛森奶酪	2535KU/15g
鸡蛋	
蛋黄（煮 10 分钟）	182KU/15g
蛋黄（煮 12 分钟）	279KU/15g
蛋清（煮 10 分钟）	13KU/30g
蛋清（煮 12 分钟）	17KU/30g
人造黄油煎蛋	1237KU/45g
大豆食品	
豆腐（生食）	709KU/90g
豆腐（煮）	716KU/90g
豆腐（用油炒）	5289KU/90g
脂肪性食品	
大杏仁（烤）	1995KU/30g
鳄梨	473KU/30g
黄油	1324KU/5g

食品名	AGE 含量
腰果（烤）	2942KU/30g
人造黄油（植物油）	876KU/5g
蛋黄酱	470KU/5g
蛋黄酱（低脂）	110KU/5g
沙拉酱 / 凯撒沙拉	111KU/15mL
奶油干酪	3265KU/30g
橄榄	501KU/30g
花生酱	2255KU/30g
饮料	
可可（加糖）	656KU/250mL
苹果汁	5KU/250mL
橙汁（瓶装）	14KU/250mL
蔬菜汁	5KU/250mL
咖啡（做好后搁置 1 小时）	34KU/250mL
咖啡（速溶）	12KU/250mL
咖啡（滴漏式）	4KU/250mL
可乐	16KU/250g
红茶	5KU/250mL

注：KU=kilo unit

出自《不想变老就请减 AGE》牧田善二（软银创意）

饮食术 *44* 腌制食品可以减少 AGE
用醋或柠檬来代替调味料

控制 AGE 要注意烹调方法。

比如说，相同分量的鲑鱼，与生吃相比，油炸的 AGE 含量更高。**AGE 在高温烹调时会大量增加。**

最好是生吃，如果过火烹调最好是煮，之后是烤、炸，AGE 的含量会按此顺序逐渐增加。

如表 5-1，同样是炸薯条，与自家做的相比，快餐店卖的薯条中 AGE 的含量会更多，这是因为快餐店油炸的温度会更高。

总之，就算吃一口香肠，也会由于不同生产厂商的不同制作工序而味道不同，并不是所有情况都和表中说的一模一样。但是，大致的趋势还是可以把握的。

另外，如前所述，醋可以抑制血糖的上升，同时它还有减少食物中 AGE 含量的功效。

比如，在吃鱼的时候，如果是油炸的，那么 AGE 含量会相当高，但是如果用洋葱醋腌制后做成腌炸鱼的话，由于醋的作用 AGE 则会减少。

再有，若把生肉用简单的烤架烤熟，AGE 含量会增加五倍。但是，如果在烤之前用醋浸泡（腌制）一下，AGE 的增量可以降至两倍以下。用柠檬汁代替醋也会达到同样的效果。

第五章

外貌、精神、体力，都不易衰老！让您延缓衰老的饮食术　　153

可以生吃的鱼最好切成生鱼片直接吃，这样 AGE 量不会增加。但是，大部分肉类还是得过火烹调。这时，充分利用醋和柠檬来烹调可以大幅减少 AGE。

醋是一种可以降低血糖、抑制 AGE 的优秀食材，平时请在您的餐桌上常备，勤用它调调味道吧！

饮食术 45　胆固醇也存在氧化和糖化的问题

与其在意坏的胆固醇，不如考虑如何抑制衰老

胆固醇值高，就容易引起动脉硬化。动脉硬化继续进一步发展，患心肌梗死、脑梗死等关乎生命疾病的概率就会增加。因此，胆固醇的问题倍受人们关注。但是，将胆固醇一概而论是错误的。

您一定知道胆固醇分为两种吧，被俗称为好胆固醇的 HDL（高密度脂蛋白）和被俗称为坏胆固醇的 LDL（低密度脂蛋白）。但是，最近我明白了，并非只是单纯的"LDL 不好"。

低密度脂蛋白中有问题的是"AGE 化（糖化）LDL"和"氧化LDL"。令我们身体衰老的"糖化""氧化"也在胆固醇中发生着作用。

这样变性后的 LDL 滞留在血管壁上，就会大大加速动脉硬化的进程。而且，体内的细胞也会出现慢性炎症，导致出现癌症等重大疾病。

因此，与其小心翼翼地控制鸡蛋等胆固醇含量高的食品的食用量，不如将精力更多地放在阻止糖化、氧化这些老化作用的进程上，后者更为重要。

因此，需要注意的地方有很多：控制糖类的摄入；不食用陈旧的食用油；注意饮食方法，等等。

一边吃着满满上尖儿的一大碗米饭，一边却说"我尽量不吃鸡蛋，所以不用担心胆固醇高"，这是大错特错的。如果能控制糖类摄取量，减轻体重的话，胆固醇也会转变为良好的状态。

饮食术 46　皱纹、色斑、痤疮都是 AGE 和糖类导致的

是什么在损伤胶原蛋白

当今这个时代，在意皱纹和色斑的不仅仅是女性，男性也想要保持年轻的外貌，这是很自然的。

皱纹、色斑等此类皮肤老化现象真正的罪魁祸首是 AGE。

我们身体里的蛋白质中有 30% 是胶原蛋白。如图 5-1 所示，胶原蛋白由纤维组成，像 3 根线似的，这些纤维的伸缩保持了弹力。

但是，由于 AGE 附着其上，它就变得不能自由伸展，失去了弹性。于是，表层皮肤就产生了皱纹，AGE 所堆积的地方就形成了色斑。这就是肌肤的老化现象。

除此之外，小脓疱和痤疮也令人烦恼，其原因是糖类的过度摄取。

如果吃很多巧克力的话，就会出现小脓疱、痤疮。许多人都认为这种情况是"巧克力当中的脂肪在作怪"，但是，真正的答案其实是过剩的葡萄糖转换成了甘油三酯，这些脂肪蓄积在了皮肤里。

"已经长痘痘了，得少吃油腻的食物了。那就吃点荞麦面吧！"于是产生了相反的效果，症状反而会更加恶化。

饮食术 47 蓄积 AGE 的四大要素

远离糖类、高 AGE 食物、紫外线、香烟

我整理了老化元凶 AGE 蓄积于体内的几个原因。

①高血糖

由于糖类的过度摄取，导致血糖值升高，相应地会产生许多过剩的葡萄糖，这些葡萄糖会与蛋白质、脂质结合，形成大量的 AGE。

②含 AGE 多的食物

正如前面提到的那样，烹调会改变 AGE 的含量。烹调相同的一块牛肉，炸牛排要比牛肉火锅的 AGE 含量更高。

请大家千万记住，下面这两种物质也是合成 AGE 的元凶。

③紫外线

紫外线之所以是形成皱纹和色斑的原因之一，是因为在紫外线照射下，AGE 会猛增。例如，我们调查了一位 29 岁的女性，不接受阳光照射的腹部皮肤 AGE 含量为 1.34%，而接受阳光照射的额头 AGE 含量则为 29.7%，两者相差竟达 22 倍。这也是长皱纹和色斑的原因。大家在紫外线强的时候一定不要忘记涂抹防晒霜。

④香烟

吸烟后 30 分钟左右，体内的 AGE 含量就会增加。吸烟的害处大概不需要本书再次强调了吧，为了健康必须戒烟。

饮食术 48　肌肽能够抗衰老
鳗鱼、鸡肉、金枪鱼是天然的抗氧化食品

鳗鱼、鸡、金枪鱼等的肝脏和肌肉中含有大量叫作"肌肽"的物质，而肌肽有着极强的抗氧化功效。最近的研究表明，其对 AGE 也有强力的抑制效果。候鸟之所以能够从俄罗斯长距离迁移到日本，洄游鱼类之所以能够一直不停地游，都是因为其体内组织里含有丰富的肌肽。

通过食用这些可被称作是"天然抗氧化物"的食材，我们就有望去除体内产生的活性氧化物，延缓衰老进程。

我在一周工作开始前的星期天晚上，都会吃富含肌肽的鳗鱼。另外，与化妆品生产商共同开发的抗肌肤衰老的美容面膜中，也加入了肌肽。想要拥有年轻富有活力的身体，肌肽是绝对不可缺少的。建议大家经常吃些像鳗鱼、鸡肉、金枪鱼这样的食物。

饮食术 *49*　维生素 B₁、维生素 B₆ 能够抑制 AGE

对预防夏日疲倦也有功效的天然 "药物"

堪称是维生素代表的 B 族维生素中，尤其是 B_1 和 B_6，有着很强的抗 AGE 效果。实际上已经做过有关其疗效的实验，所以现在完全可以说它拥有接近 "药物" 的疗效。

成人每人每天所需的维生素 B_1 量为：男性 1.4 毫克，女性 1.1 毫克。如果人体缺乏维生素 B_1，就会感到腿酸和倦怠。日本在贫乏的时代，"脚气病" 就是因为缺乏维生素 B_1 而导致的。

含有维生素 B_1 较多的代表性食物有猪肉、鳗鱼、糙米、荞麦、大豆、肝脏、鸡肉等。

夏天感到疲倦的时候，建议多吃点儿这些食物吧！

另外，成人每天所需维生素 B_6 的量为：男性 1.4 毫克，女性 1.2 毫克。

维生素 B_6 是通过肠内细菌合成而产生的。所以，很少有人会缺乏。但是，如果使用抗生素等物质的话，肠内环境就会变得恶劣，从而造成维生素 B_6 缺乏。

如果缺乏维生素 B_6，就会出现舌炎、口腔溃疡、口角炎等症状。电视广告中宣传的治疗口腔溃疡的药，其主要成分就是维生素 B_6。

各种食品中都包含维生素 B_6，特别是鲣鱼、金枪鱼、三文鱼、坚果类、各种肉类、蔬菜、香蕉、大蒜等中含量尤为丰富。

如果能过上像现如今的日本这样富足的生活，本不应该缺乏维生素 B_1 和维生素 B_6。但富足的生活反而容易让人们轻视饮食生活，结果造成很多人此类维生素不足。而积极摄取这些维生素是可以抑制 AGE，防止衰老的。

可以推断，这些人的体内 AGE 已经增加了。

B 族维生素是水溶性的，因此过量摄取的部分就会随尿液排出体外。但如果通过饮食摄入的话，就不会出现过剩的现象。

饮食术 50　通过多酚重拾青春
主动摄入防止衰老的大豆和蓝莓等食物

广为人知的抗衰老物质"多酚"也有多个种类，让我们积极地从食物中摄取吧！

红葡萄酒中富含"花青素"，其抗氧化作用曾作为法国人"吸烟无碍健康"（法国人饱和脂肪酸的摄入量大而且吸烟率也很高，但是患心血管疾病的人却很少）的科学依据。蓝莓中也富含花青素。

大豆中的"异黄酮"可以从豆腐、纳豆、豆浆中摄取。

咖啡和红茶中的"丹宁"、绿茶中的"儿茶素"，都是具有抗氧化作用的多酚的一种。

洋葱、柑橘类、荞麦中富含"芦丁"，还有，巧克力中富含"可可多酚"。据说世界长寿排行榜的前两位都是每天食用巧克力，巧克力中含有的多酚竟然相当于红葡萄酒的 10 倍。为了健康长寿，我也努力尽量每天都吃巧克力。

不过，荞麦属于糖类，而巧克力的成分比例非常重要，请选择可可含量在 70% 以上的带苦味的巧克力。

表 5-2　富含多酚的食物

·饮料
咖啡、绿茶、红茶、红酒
·水果
蓝莓、葡萄、李子、西梅干、柿子、香蕉、草莓、苹果、石榴
·蔬菜
大豆、大豆制品（豆腐、纳豆等）、洋葱、橄榄、西蓝花、荞麦、芝麻
·坚果类
核桃、大杏仁
·点心
可可粉、巧克力

饮食术
——风靡日本的科学饮食教科书

防止糖化、氧化的魔法香辛调料

胡椒、花椒、姜黄、红椒、卡宴辣椒、孜然、辣椒粉、月桂……现在，普通超市中也可以买到各种各样的香料，这些东西几乎都具有抗 AGE 作用以及抗氧化作用。前面提到的桂皮也是一样的。

关于这些香料类，与其一个个地分析，为"这个好还是那个好"而烦恼，不如采取"积极尝试，多方使用"的姿态，只要有这个姿态就 OK 啦！

提到使用香料较多的菜肴，大家首先想到的应该就是咖喱吧。但实际上，咖喱饭糖类过多，会升高血糖值。所以，最好不要浇在米饭上，只作为菜肴的酱汁蘸料使用还是很不错的。另外还有一个优点，如果很好地利用香料的话，会使菜肴更有味道，还可以减少酱油和盐的使用量。

饮食术 52 食用胶原蛋白是不会直接有效果的

不论吃多少，都不会在体内变为胶原蛋白

有时，您可能也会被别人劝说吃一些富含胶质的菜肴，说是"富含胶原蛋白哦"。而且，市面上还销售一些声称对皮肤、关节有益处的胶原蛋白营养保健食品。

但是，胶原蛋白是不会通过食用直接发挥作用的。吃进去的胶原蛋白被消化后，全部转换为氨基酸。由于被分解成氨基酸以后才被吸收，所以在那个阶段就已经没有胶原蛋白了。吃了脂肪后肚子的脂肪不会直接增加，与此同理，吃了胶原蛋白，体内的胶原蛋白量也不会增加。我们体内的胶原蛋白都是在自身体内合成的。

因此，将合成阶段所需的各种成分准备齐全才更为重要。这就需要您知性地安排您的饮食生活，充分考虑摄入的各类营养成分。只有在体内合成才能形成的物质，偏要通过外部来补充，请抛弃这种愚蠢的想法吧！

第六章

恢复原有的免疫机能！
不患疾病的饮食术

现代人远离癌症的饮食方法

砂糖、添加剂、农药、人工甜味剂……
如何远离侵蚀人体的非原生态食物，
并唤醒人类的原始本能？

人为什么会生病

> 人类生来就有防范疾病的免疫力，但因为日常的不良饮食，免疫机能会逐渐变差，其中癌症就是典型。为什么本来牢固的免疫系统会被破坏？要怎样才能恢复它呢？

我们的身体都具有防范各种疾病的免疫力，这一点从绳文时代以前到现在都未曾改变。在没有空调的严峻自然环境下，身体应该很容易患病，而我们的祖先却依靠免疫力坚强地存续至今。

但是，现代人因为不良的饮食习惯而破坏了自己的免疫系统。人们喂养的猫狗也同样因为文明病丢了性命，而这些文明病本该与它们毫无关系的。

其中，癌症就是典型的由于免疫力低下而引发的疾病。

我们的体细胞会定期更新，比如肝脏细胞每 60 天就会更新 10%。这时细胞的遗传因子会被复制，然而由于复制功能不够完善，或者有时被外部的致癌因子刺激，复制过程会产生错误。

发现这种错误时，免疫系统就会把畸形的细胞清除掉，这样就会在引起癌症前解决问题。但若免疫力低下，不正常的细胞就会蒙混过关，出现增殖。

备受瞩目的纳武单抗 OPDIVO（nivolumab）是日本某制药公司开发的一种抗癌药，与迄今为止的其他抗癌药不同，它是通过提高免疫力来治疗癌症的。这种药或许对所有的癌症都有效，政府现在正在为降低其药价（一年 3500 万日元）而努力。

一定要明白，免疫力非常重要。

不止癌症，糖尿病、心肌梗死、脑出血、抑郁症、老年痴呆、骨质疏松……几乎所有病症都是免疫力低下引起的。

此外，患有风湿、哮喘以及近些年新出现的花粉症和特应性皮炎，都是因为免疫系统出了问题，正常细胞被错误攻击，从而产生抗体而引起的。也就是说，他们的免疫系统没有正常工作。

特别是花粉症、特应性皮炎的剧增，我认为是非常严重的问题。这都是现代人通过不良饮食破坏自古以来守护我们自己的免疫系统的结果。

以砂糖为代表，人们把添加物、农药等"以前没有的非原生态物质"吃进了身体里，因此我们必须重视起来，切实地停止这样的行为。

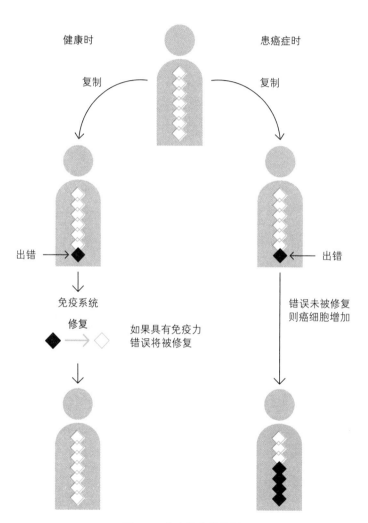

健康时　　　　　　　　　　患癌症时

复制　　　　　　　　　　　　复制

出错 →

免疫系统

修复　　　如果具有免疫力
　　　　　错误将被修复

出错

错误未被修复
则癌细胞增加

图 6-1　癌症发生的机制

"出乎意料"的食材会破坏人体的免疫系统

与绳文时代相比，我们的寿命大大地延长了，但这并不等于说"现在的我们生命力更强"。

我们之所以能长寿，完全是得益于医学的进步以及营养状态的改善。例如，霍乱和结核等传染病得到了控制，因饥饿造成的疾病和死亡也在减少，这才是真正的原因。

我一直在思考，我们的免疫力是不是弱于绳文人。因为在现代人的生活中，充斥着让人们免疫力低下的人工物质。

在这些人工物质中位于榜首的就是罐装加啡和清凉饮料等糖水般的饮品，其次就是蛋糕和甜点这样的糖类集合。

自古以来，人们就知道"甜东西很好吃"，他们尝花蜜、嚼甘蔗。但是那个时候没有精制白糖。对人体来说，精制白糖是从古未有的、"出乎意料"的食物。更何况，我们的免疫系统从未预想到会如此大量地摄入这些食物。

为了防腐并维持食物外观的良好状态，向食品中添加化学物质的做法，这也是最近才刚刚开始的。对于从绳文人那里继承下来的免疫系统来说，那些白白的、不会发霉的面包，当然是意料之外的食物。

农药原本也是不应该粘在食物上的。

但是我们优先考虑了效率、公司利益，对守护健康最为重要的"食物"做了不该做的事情。

话说回来，这种由非原生态食物引起的伤害并不会马上显现出来。因摄取过多的糖类而患上糖尿病，那也是许多年之后才会出现的症状。就算是食用致癌物质最后身患癌症，也不能明确地证明"当时的哪个具体食物造成了今天的癌症"。

而食物中毒是会立刻显现症状的。一旦吃下变质食品，大概几个小时之后就会出现腹泻和呕吐现象。这些为我们发出信号的食物，才正是我们本来应该信赖的。可是，我们却错误地决定，"那么就加防腐剂吧"。这样一来，破坏我们免疫系统的罪魁祸首不仅仅来自外部，也存在于我们自身。

饮食术 54　饱腹不长寿

长寿遗传因子会在饥饿状态下被激活

美国利用恒河猴进行了许多有关长寿的实验。其实他们很想用人类进行实验，但是由于不合伦理，便使用了与人类相近的猴子。结果表明，比起饱腹状态，越接近饥饿状态（限制30%的热量摄取），越能激活长寿遗传因子而长寿。

糖类是维持生命不可或缺的能量源，因此，每一个生命体的本能便是尽量节省体内的糖类物质。可以推测，只摄入较少糖类时，身体原有的生命活力便会苏醒。

目前为止，我反复强调空腹之后的暴饮暴食最伤身体，但也绝对不能总是饱腹。每餐吃到七分饱，血糖值便会平稳地维持在标准值之内，这些是激活长寿遗传因子的必要因素。

饮食术 55　细嚼慢咽坚硬食物

人类的牙齿咬合除了用来咀嚼，还大有用途

据新闻报道，在 80 岁以上的人当中，超半数的人仍留有 20 颗以上的牙齿。而在 1999 年的调查中，同年龄段留有 20 颗以上牙齿的人，只占 15%。我想这一定是国民启蒙运动起了作用。

从医学角度来讲，为了保持健康，我们大力推荐老年人用"自己的牙齿慢慢咀嚼"，而对于年轻力壮的人来说，"咀嚼食物"也是非常重要的。

咀嚼食物这一行为不仅仅是把食物嚼碎那么简单，而是通过这个动作，大脑会发出各种指令，胃和胰脏等负责消化和吸收的所有脏器就会开始因为"食物即将到来"而做好准备，从而完美地完成这一系列工作。

不咀嚼，就相当于无视了这些做准备的时间。这个信号如果有所延迟，就会吃得过饱。

但是现在，不需要过多咀嚼就可以轻松下咽的食物成为流行趋势。电视机里的美食节目，记者不停地夸"很松软""好像要融化了"。但"松软"并不意味着"健康"。

请多吃些坚硬的食物吧！

绳文人所食用的坚果类、富含纤维素的蔬菜、瘦肉、小鱼等，都是需要咀嚼的食物。通过咀嚼食用这些食物，唤醒你体内与生俱来的力量。

"因为过于忙碌没有吃饭的时间"，而通过喝功能饮料代替用餐，这绝不是什么酷酷的、令人羡慕的好办法，那是牙齿掉光的老爷爷也会做的事情。

如果依赖那些东西生存的话，反而应该抱有强烈的危机感才对，那是生命体征衰退的证据。

饮食术 56　许多添加剂被认为是致癌的

防腐剂和增色剂尤其要避免摄取

出门在外，想买些特产和点心带回来。这时，很多人认为最好避免保质期短的，这样送人好些，其实正好相反。为什么这么说呢？保质期长的食品一般都含有危险的防腐剂。

放置一段时间后，不管什么东西都一定会腐烂，这是理所当然的。为了阻止这些理所当然的变化而做了各种手脚的东西，还是不吃更明智。但是对于喜好清洁的日本人来说，却恰恰认为"不腐烂"才是最佳的。

同样，除菌剂也被广泛使用。超市里销售的已经切好的蔬菜就使用了"次氯酸"。这种除菌剂在回转寿司的店铺里也会经常使用。

坚果类的食物总的来说是推荐的食品，但是建议一定要勤于检查有无添加剂。

现已证明，开心果里常常使用的防霉剂"OPP（O-phenylphe-nol，邻苯基苯酚）"中有致癌物质。

添加剂中，最恶劣的就是增色剂。火腿、香肠等加工肉类中都含有很多"亚硝酸盐"，WHO 早已明确指出其致癌性。如果一想到用这种化学物质做出来的漂亮的粉红色就感觉"看起来很好吃"，那么，原生态的直觉就已经相当迟钝了。您必须警觉，这很"糟糕"。

恢复原有的免疫机能！不患疾病的饮食术　　175

表 6-1 是常用添加剂的一览表。要想熟悉添加剂，就要仔细看这个表格。因为卖方总会尽可能地掩饰他们加入了不良物质，都是在商品的背面用小字表示添加剂的，所以，我们一定要好好看看到底写有什么内容。

表 6-1　食品添加剂的种类与用途举例

种类	目的与效果	食品添加剂举例
甜味剂	增加食品甜味	木糖醇 / 阿斯巴甜
着色剂	食品着色、调色	栀子黄 / 柠檬黄
防腐剂	抑制霉、细菌的繁殖，改善食品保存性，预防食物中毒	山梨酸 / 鱼精蛋白提取物
增稠剂 / 稳定剂胶化剂 / 糊化剂	增加食品滑润感、黏性，防止分离，增加稳定性	果胶 / 羧甲基纤维素钠
抗氧化剂	防止油脂的氧化，改善保存性	异丙烯酸钠 / 复合维生素
发色剂	改善火腿、香肠等的颜色及风味	亚硝酸钠 / 硝酸钠
漂白剂	漂白食品，使之增白、美观	亚硫酸钠 / 硫代硫酸钠
防霉剂	防止柑橘类霉变	邻苯基苯酚 / 二苯基
酵母	改善面包的酵母发酵效果	磷酸三钙 / 碳酸铵
口香糖胶基	用于口香糖的基础材料	酯胶 / 甘油松香酯 / 黏着剂 / 口香糖胶基

种类	目的与效果	食品添加剂举例
碱水	增添中华面的口感及风味	碳酸钠 / 聚磷酸钠
苦味剂	增添食品苦味	咖啡因 / 柚皮苷
酵素	用于食品制造与加工	β - 淀粉酶 / 蛋白酶
光泽剂	增添食品表面光泽	虫胶 / 蜂蜡
香料	增添食品香味，使食品吃起来更美味	橘子香精 / 香草精
酸味剂	增添食品酸味	柠檬酸 / 乳酸
口香糖软化剂	保持口香糖的柔软	甘油链霉蛋白酶
增味剂	增添食品美味，调整口味	L- 谷氨酸钠 / 5'肌苷酸二钠
豆腐用凝固剂	制作豆腐时凝固豆浆	氯化镁葡萄糖酸 -δ- 内酯
乳化剂	均匀混合水与油	大豆磷脂 / 聚甘油脂肪酸酯
酸度调节剂	调整食品的 pH 值，改善品质	DL- 苹果酸 / 乳酸钠
膨松剂	使蛋糕等蓬松，柔软	碳酸氢钠，小苏打 / 烧明矾
营养强化剂	强化营养	维生素 C/ 乳酸钙
其他食品添加剂	其他，用于食品制造及加工	氢氧化钠 / 活性炭 / 蛋白酶

出自"一般社团法人日本食品添加剂协会"官网

现代人远离癌症的饮食方法

饮食术 57　多吃不含农药的蔬菜
水洗会导致蔬菜中的维生素、矿物质流失

饮食如果限制糖类，容易发生便秘，男性尤为明显。原因是米饭中所含膳食纤维的摄入也减少了。

既然好不容易决定要改善饮食生活，那就请您今后有意识地多吃蔬菜吧！蔬菜中不仅含有大量的膳食纤维，还富含大量的维生素和矿物质，可以说蔬菜是健康生活的必备食材。

不过，需要注意以下两点。

首先，薯类等根茎蔬菜的糖类含量很高，要尽量避免食用，请多吃些叶类的蔬菜吧。甜西红柿当中的糖类含量也很高，一定要注意。

另外，尽量食用无农药蔬菜。

喷洒农药时会带上防毒面罩，需要一边观察风向一边作业。这说明农药的毒性真的很强。

喷洒农药，可以收获无虫害且卖相很好的蔬菜。但是，我怎么也不觉得，连虫子都讨厌的蔬菜会对人体有益。

如果养成了吃无农药蔬菜的习惯，就能渐渐尝到蔬菜本来的味道，从而爱上蔬菜。而且，在食用喷洒过农药的蔬菜时，舌尖会产生异样的感觉。

找回这种原生态的直觉是极其重要的。

　　如果是在大型超市，就会销售带有农产品有机认证标志的蔬菜，网络上也可以购买得到。如果可以定期送货的话，即使不喜欢吃也可以大大增加食用蔬菜的机会吧！

　　如果怎么也无法买到无农药的蔬菜的话，请您一定要好好清洗。一直放水不停用水冲洗的话，农药可以被冲走很多。但同时维生素和矿物质也会相应流失。

　　所以，大口大口地生吃不含农药的叶类蔬菜是最好的。

饮食术 58　人工甜味剂比砂糖还危险

提高血糖值，破坏肠内细菌平衡的超级非天然食材

在糖尿病患者和肥胖者中间，人工甜味剂颇受青睐。但是，这种人工甜味剂也许是比砂糖还危险的物质。

2015 年的《自然》（*Nature*）杂志上发表了某实验的结果。将"阿斯巴甜（又名代糖）""三氯蔗糖（又名蔗糖素）""糖精"这三种人工甜味剂的溶液喂给小白鼠，结果，这组小白鼠的血糖值比喂食了普通砂糖溶液的小白鼠血糖值提高幅度还大。

接着，又分别从喂食了人工甜味剂和普通糖水的小白鼠的肠内提取细菌，并将其移植到肠内为无菌状态的小白鼠体内。结果，被移植了喂食人工甜味剂的小白鼠肠内细菌的小组血糖值升高了。进而，还了解到，人食用了人工甜味剂后，肠内细菌也会发生变化。

另外，还有论文认为：健康的人如果持续摄取人工甜味剂的话，肠内菌群的平衡将被破坏，"耐糖能力（胰岛素处理葡萄糖的能力）"会降低，易患糖尿病。

"因为不想得糖尿病"才努力食用人工甜味剂，结果反而得上了糖尿病。

人工甜味剂无疑对肠内的细菌起到了坏作用，其中最为严重的

是，损伤肠内黏膜的褶皱，使肠黏膜通透性增高，患上"肠漏症"。

我们吃的东西需要通过胃进行消化，肠道吸收营养，然后将废弃物作为大便排出体外。但是，如果患上肠漏症的话，就会吸收原本不该吸收的毒素，从而引起克罗恩病、食物过敏、风湿病等。

白砂糖是人类创造出的非天然的物质，人工甜味剂是超越它无数倍的非天然物质，绝对不应该食用。

我们应该考虑一下，为什么必须要使用人工甜味剂。如果那么想吃甜的东西的话，也许就已经是糖类中毒了。

还有，除了人工甜味剂以外，标有"果葡糖浆""高果糖浆""异性化糖"等甜味剂都要注意，在市面上销售的清凉饮料中也有。有时可能会出现"没打算吃却吃了"的情况，这一点有必要引起注意。

过度摄入人工合成的蛋白质会使脏器超出负荷过度劳累

蛋白质是我们人体形成血液及肉体必需的、非常重要的营养成分。不过，它与糖类、脂质不同，分解过程中会产生尿素氮等毒素。

这些毒素通过肾脏的过滤后作为尿排出体外，以此保证我们的身体健康。但是，如果肾脏的过滤机能损坏，毒素就会在体内徘徊甚至致死。

这时，过分摄取蛋白质的话，就会过分使用过滤功能，导致肾脏衰弱。

本来，健康的人从食品中正常摄取是不会摄入过剩的。问题出在粉状的蛋白质和氨基酸等这些人工合成物质。如果经常摄取这些物质，损坏肾脏的可能性很大。

我的患者中也有因为摄取蛋白粉，造成肾功能指标中"尿微量白蛋白"的数值突然恶化的人。尿微量白蛋白是非常重要的指标，但是一般检查时测定此数据的医疗机构却不多。因为医生没有理解该指标的重要性。

大多数医生认为："要想了解肾脏的状况就看一下血肌酐值就可以了。"但是，当血肌酐值能够看出异常的时候，肾脏就已经达到相当严重的状态了。所以，首先掌握尿微量白蛋白值的变化，适当地采取措施是必不可少的。

可是，在公司进行的一般体检中，只测定血肌酐值。而且，即使摄取人工合成的蛋白质、氨基酸等，血肌酐值也几乎不会有变化。这意味着什么呢？有知识的职场人士们，您应该懂得了吧！

肠内环境会因饮食方法的改变而改变

这几年，突然被关注的就是"肠内细菌"。

肠内细菌在消化、吸收等代谢中发挥着重要的作用。已知肥胖、糖尿病、大肠癌等都与肠内环境有关。随着科学的不断进步，一定会研究出与其他疾病的关系吧！

在我们的大肠中生存的肠内细菌有 500 种以上，重量高达 1～2 千克。肠内细菌又分为有益菌和有害菌，有害菌的比例增高时，就会患上各种疾病。

为了减少有害菌、增加有益菌，最重要的就是食物。依据俄克拉荷马大学和秘鲁国家保健研究所共同进行的调查，肠内细菌的环境是受食物所左右的。

他们调查了生活在亚马孙河流域的狩猎采集民族、安第斯山脉高地的马铃薯农户、与其相邻的居民、居住在俄克拉荷马州城镇的人，并将他们进行了比较。其结果显示，比是否在附近居住更重要的是饮食内容，饮食内容如果相似，肠内细菌的环境也会相似。

另外，据说，检查保存的秘鲁原住民的样本时发现，他们肠内存在着很多现代人肠内没有的细菌。

大概绳文人也拥有多种多样的肠内细菌，一定比我们的肠内环境好得多。

　　肠内细菌最喜欢的就是水溶性膳食纤维。海带、裙带菜等海藻、魔芋、琼脂中就富含这种水溶性膳食纤维。如果想调整肠内细菌，就应该多摄入这些食材。另一方面，蔬菜中富含的不溶性膳食纤维也是必要的。不溶性膳食纤维可以增加排便量，承担着排出废物的重要任务。

　　让我们平衡摄取这两种膳食纤维，保持良好的肠内环境吧！

　　年轻男子便秘的比较少，也不太关心肠道健康。但是，过了50岁以后，肠道的功能会逐渐衰退。来便秘门诊看病的患者中，男性患者多于女性。为了不成为他们中的一员，请您现在就开始调整肠内细菌吧！

高血压要通过减重和减盐来应对

过了 30 岁以后，尤其是男性，患高血压的人数在逐年增加。虽然这是一种很常见的病，但还是很可怕的。

比尔及梅琳达·盖茨基金会提供资金在世界上 188 个国家进行了调查。结果显示，无论是在全世界范围，还是仅在日本，高血压都高居"招致死亡的可修正危险因子"榜首。

血压增高自然会提高患脑出血的可能性，这自不必多言。由于慢性炎症，还会造成免疫力低下，进而增加患癌症的风险。所以，对高血压不可小觑。

高血压可能受到遗传体质的影响，但导致高血压的罪魁祸首是肥胖。体重每增加 1 千克，血压就会上升 5 毫米汞柱。所以，首先要注意控制糖类的摄取，减轻体重。在此基础上，减少盐分的摄取也十分重要。

研究表明，盐分过度摄入会提高胃癌的患病率，所以日常饮食中一定要多加注意。

至今为止，一直有人指出，"日本人吃盐太多"。不过由于我们无法知晓食品中盐分的含量，因此对摄盐过度自己并没有任何察觉，这也是不可回避的现状。

不过，最近可以通过尿检来测定尿里所含的盐分了，这样，明确盐分的摄入量也成为可能。我也对患者进行尿检，以 40 岁左右为分界线，能看出盐分的摄入量有所不同。年轻人摄入的比较少，而超过 40 岁的男性中，有人一天的盐分摄入量甚至竟高达 15 克。

日本成人每天平均的盐分摄取量，一般男性为 11 克，女性为 10 克。厚生劳动省推荐的数值是：男性每天盐分摄取量应减少到 8 克，女性减少到 7 克，而 WHO 提出的目标值是 5 克，可见日本人盐分过度摄入的状况有多么严重。

盐和糖一样，平时吃得多了，舌头就会麻痹，使人追求"更浓的味道"。每天都吃拉面的人，不仅是糖类摄取过度，盐分的摄取量也过度，真可谓是陷入了"双重中毒"。

让我们共同认识到这是关乎性命的问题，一起来减少盐分的摄入吧！

饮食术 62　通过摄取钾来排出盐分
不使血压升高的饮食方法

　　为了降低血压，就要减轻体重，并且要不吃盐分含量多的食物，这是基本常识。此外，食用能使体内的盐分排出体外的食品也是非常有效的。

　　在我们体内细胞中的体液和细胞外的体液之间存在着渗透压，并保持着一定的浓度。利用这个机制，我们可以通过摄取钾来排除细胞内的钠。同时，钾还有利尿以及消除浮肿的功效。

　　如表 6-2 所示，钾富含于蔬菜和水果当中。

　　巴西的亚诺马莫族人就没有摄取盐的习惯，由于他们多食用香蕉等富含钾的食物，因此没有出现随年龄增长而血压上升的现象，这一现象广为人知。不过，甜水果要适量食用，尽量多吃蔬菜。

表6-2 主要食材的含钾量

种类	食品	大概1次摄取量	钾含量（生食、mg）	钾含量（煮食、mg）
薯类	芋头	炖80g	512	448
	红薯	铁板烧100g	470	490（蒸）
	土豆	关东煮80g	328	272
	山药	醋浸50g	215	215
蔬菜类	菠菜	开水焯80g	552	392
	竹笋	炖80g	416	376
	白菜	火锅150g	330	240
	玉米	水煮100g	290	290
	西洋南瓜	炖50g	225	215
	菜花	凉拌菜50g	205	110
	白萝卜	炖80g	184	168
	茄子	中等80g	176	144
	牛蒡	日式炒牛蒡丝50g	160	105
	西蓝花	配菜40g	144	72
	蒿子杆	火锅30g	138	81
	莲藕	天妇罗30g	132	72
	西红柿	凉拌菜50g	105	
	胡萝卜	炖30g	84	78
	卷心菜	生切菜丝40g	80	37
	黄瓜	凉拌菜30g	60	
	绿芦笋	细的2根（20g）	54	52

种类	食品	大概1次摄取量	钾含量（生食、mg）	钾含量（煮食、mg）
豆类	红小豆（干）	豆沙50g	750	230
	大豆（干）	30g	570	171
	四季豆（干）	20g	300	94
	毛豆	50g	295	245
	蚕豆（生）	煮50g	220	195
	荷兰豆	开水焯50g	130	135
水果类	西柚	1个400g	560	
	香蕉	1根120g	432	干果100g/1300
	梨	1个200g	280	
	甜瓜（露地）	1/8个80g	280	
	桃子	1个150g	270	
	草莓	30个150g	255	果酱10g/8
	柿子	1个140g	238	干果40g/268
	苹果	1个200g	220	
	葡萄	30粒150g	195	干果30粒15g/111
	温州蜜柑	1个70g	105	
	菠萝	1片60g	90	糖腌20g/5

出自《高钾血症与饮食》手册（监修：渡边有三）

饮食术 63　陈旧的食用油毒性极高

不吃氧化后的油

人类的每个细胞都被细胞膜包裹着，这个细胞膜的原料就是脂质。因此，要想保证细胞膜的良好状态，脂质的摄取是非常重要的。

不过，脂质的摄取若稍有差错，人体就有可能受到毒害。所以，评价脂质的好坏并非易事。

脂质的种类很复杂，大体分为**饱和脂肪酸和不饱和脂肪酸**。不饱和脂肪酸中有单不饱和脂肪酸和多不饱和脂肪酸。而多不饱和脂肪酸又分为 ω-6 系列和 ω-3 系列。

众所周知，ω-3 系列的 **EPA**（Eicosapentaenoic Acid，二十碳五烯酸）和 **DHA**（Docosahexaenoic Acid，二十二碳六烯酸）具有抑制动脉硬化、健全神经系统等出色的功效，在青背鱼中含量较高。

如图 6-2 所示，我们食用的油中含有多种脂质。来源于动物的脂质含饱和脂肪酸居多，而植物性的脂质中，也有富含饱和脂肪酸的，其中，椰子油尤为突出。

饱和脂肪酸含量高的油，具有常温下呈现为固体的性质。因此，我们可以推测，它在人体中也较易凝固。所以过量摄入肉类就会造成血液黏稠，因而容易患上心肌梗死。

另一方面，由于其是固体，所以具有不易变质的优点。

脂质的变质非常可怕，氧化后的食用油会变成毒性很强的物质。

去中东等地旅游的人中，有些人就被"油不适应"症状所困扰，

现代人远离癌症的饮食方法

出现重度的呕吐、腹泻等。在日本，也有因吃了用陈旧的食用油炸的食物而出现反胃现象，其原因就是油的氧化。

如果摄入了氧化的劣质油，症状不仅会在消化系统上直接反映出来，长期下来，还会使包裹每个细胞的细胞膜变质，因此绝对不能使用陈旧的食用油做菜。

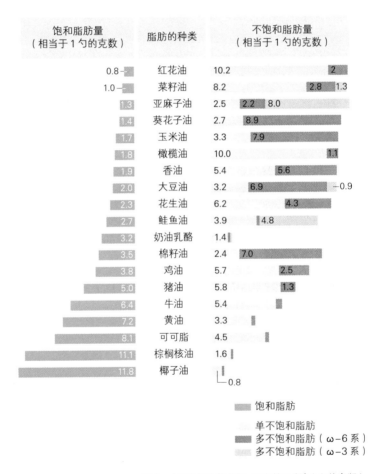

饱和脂肪量 （相当于1勺的克数）	脂肪的种类	不饱和脂肪量 （相当于1勺的克数）		
0.8	红花油	10.2		2
1.0	菜籽油	8.2	2.8	1.3
1.3	亚麻子油	2.5	2.2	8.0
1.4	葵花子油	2.7	8.9	
1.7	玉米油	3.3	7.9	
1.8	橄榄油	10.0	1.1	
1.9	香油	5.4	5.6	
2.0	大豆油	3.2	6.9	−0.9
2.3	花生油	6.2	4.3	
2.7	鲑鱼油	3.9	4.8	
3.2	奶油乳酪	1.4		
3.5	棉籽油	2.4	7.0	
3.8	鸡油	5.7	2.5	
5.0	猪油	5.8	1.3	
6.4	牛油	5.4		
7.2	黄油	3.3		
8.1	可可脂	4.5		
11.1	棕榈核油	1.6		
11.8	椰子油	0.8		

饱和脂肪
单不饱和脂肪
多不饱和脂肪（ω−6系）
多不饱和脂肪（ω−3系）

出自：《德夫林生物化学 原书第7版》（丸善出版）

图 6-2　脂肪的种类

饮食术 *64* 为什么说橄榄油是最好的油

有些曾经热销的油，过一段时间被曝出对人体有害

请大家再看一下前一页的图 6-2。

本书推荐使用的橄榄油中，含有丰富的单不饱和脂肪酸。

鲑鱼油富含多不饱和脂肪酸中的 ω-3。青背鱼中富含的 DHA、EPA 就属于这种 ω-3 脂肪酸。

有一段时间，ω-6 系列的亚油酸曾被认为对健康有益，因此以玉米和葵花子为原料的食用油曾经热卖一时。但是，后来发现亚油酸会加速动脉硬化。

无独有偶，还曾有一段时期，人造黄油作为天然黄油的替代品备受推崇。但后来研究得知，人造黄油本身是将液态植物油经人工凝固后形成的非天然产物。人造黄油中大量含有的反式脂肪酸对人体危害很大，易引发心脏疾病。

因此，反式脂肪酸的使用在欧洲受到了严格的管制，然而在日本却未受到任何管制。在便利店销售的西点面包及膨化食品中，都有使用人造黄油或起酥油的情况，请一定要意识到，其中都含有大量的反式脂肪酸。

如上文所述，某些脂质曾一度被认为"对人体有益"，但几年后

多会被爆出"对人体有害"，因此我们不能盲从潮流。

当下热销的椰子油，现已被怀疑其可能有致癌性。虽尚未得到证实，但恐怕这种油是比较危险的。并且，椰子油的成分中90%以上为饱和脂肪酸，具有与加速动脉硬化的动物性脂肪相同的性质。

与上述食用油不同，橄榄油我认为几乎可以说是100%对健康有益的油，大家可以放心食用。已故的圣路加国际医院的日野原重明医生，据说每天早上都会饮用橄榄油。

2016年的一项研究报告显示，特级初榨橄榄油可使餐后血糖值降低2.8mmol/L以上。

橄榄油的使用量应控制在1～2大勺（15～30毫升）。

不过，有几个条件：一定要选用未经过高温加热处理的、距离生产日期比较近的新鲜橄榄油，并且在开封后需尽快用完。

虽说橄榄油属于液态油，但却不易变质，而脂质恰恰由于变质才会使其毒害性变大。

其中典型的例子就是氧化后的"过氧化脂质"。过氧化脂质具有致癌性，其中的氧化低密度脂蛋白会导致动脉硬化。过氧化脂质不仅能在我们体内产生，还存在于食品中。特别是用油烹饪后存放一段时间的食物中，会产生大量的过氧化脂质。在超市及便利店销售的油炸食品，都已在烹饪完成后存放了很长时间。如果想吃油炸食品的话，还是去炸猪排店之类的店里，吃刚炸出来的食品比较好。

青背鱼中富含的DHA、EPA存在有易于氧化的缺点，竹荚鱼干等食品中也含有较多的过氧化脂质。

不论是什么油，都要注意不能让它变质，即使是未经过加热处理的特级初榨橄榄油，也要放在凉爽背阴处保存，并在开封后趁新鲜尽快用完。

饮食术 *65*　薯片是恶魔般的食品

所有缺点都兼备的最不健康食品

前面，我们举出了若干种对健康有害的饮食：糖类摄取过剩；增加 AGE 的高温烹调；时间过长的变质油等。

满足了所有这些条件的食品就是薯片。薯片被称为恶魔般的食品。

最近，薯片等膨化零食产品中，号称"非油炸"的商品多了起来。不知道您是否留意到了，实际上厂家早就明知"这样的东西不该生产"，现在终于开始自我约束了。

实际上，薯片中大量含有丙烯酰胺（acrylamide）这种高致癌物质。丙烯酰胺就是 AGE 之一。

原本丙烯酰胺是在工业中广泛应用的物质，它致癌并有碍生育等是早已广为人知的。

但是，在瑞典的一个普通"公害问题"的现状调查中偶然发现了丙烯酰胺还存在于食品当中。

这个发现震惊了世界，日本也以厚生劳动省和农林水产省为中心开始了认真规范的研究。

其研究表明，特别是在 120℃左右高温加热过的碳水化合物（薯类、小麦粉、米粉等）中含有大量的丙烯酰胺。

也就是说，薯片、甜甜圈、油炸零食点心中，都含有很多丙烯酰胺。

这个调查结果刚刚公布的时候，这些零食生产厂商受到了相当大的冲击。然后，悄悄地推出了"非油炸"。

但是，这一系列事情很多普通消费者根本不知情，他们依旧高高兴兴地享用着这些高温油炸的薯片。

不仅要远离丙烯酰胺，我们还要远离 AGE 对身体的伤害，保护好自己。不要再吃那些食品了。

饮食术 66 适量吃瘦肉牛排
适量食用可以有效摄取优质蛋白质和铁

以前就有种说法，"喜欢吃肉的人易得心血管疾病"。的确，如果吃太多那种人工的肥瘦相间的肉，胆固醇就会升高，就容易患上心肌梗死等重病。虽然饮食的内容与胆固醇的升高没有那么直接的关系，但是，过度食用脂肪多的肉，那就又另当别论了。

另一方面，长寿者中喜欢吃肉的人多，这也是事实。

他们共同的特点就是，常吃瘦肉类的牛排、羊排，特别是选用自然放牧的牛羊。

自然放牧培育的动物肉中，富含优质蛋白质和铁元素，是非常优质的食品。它们既没有多余的脂肪，口感又好，有嚼劲，可以品尝到肉本来所具有的美味。鱼也是一个道理，天然的比养殖的好吃且益于身体健康。虽然都叫"肉"，但是品质却完全不同。

如果过度食用脂肪含量多的肉，不仅会提高胆固醇，还容易引起大肠癌。这也是已经被证明了的。不是肉本身不好，而是动物性脂肪会成为癌症之源。

请大家不要再去花昂贵的价钱，吃那些人工增肥的满是油脂的肉啦！

推荐的食用参考量为：70克左右的瘦肉，每两天吃一次。

饮食术 67　食物烤焦的部分中含有致癌物质
烧烤香肠中含有双重的危险物质

　　鱼烤焦的部分中含有致癌物质，以前就有这样的说法。但是，不仅是鱼肉，所有烤焦了的食物都还是不吃为妙。研究表明，肉被烤焦时会产生一种可能致癌的叫作"杂环胺"的物质。这种物质是在对肉进行高温烹调的过程中，发生了某种化学反应而产生的。

　　另外，正如炸薯片那一篇内容中提到的那样，我们要充分考虑到，像"丙烯酰胺"一样的致癌物质，会通过高温烹调以各种各样的形式出现。在那些还"没被发现"的致癌物中，也会有很多危险的东西吧。

　　烤焦的部分里不仅含有致癌性物质，还含有大量的 AGE。烤肉中的 AGE 含量是生肉的十倍。所以在野外烧烤时吃烤焦的法兰克福香肠（加工肉里面也含有致癌物质），这是绝对不能再做的事情。

饮食术 68　保暖是维持免疫力的基础
用生姜、辣椒来促进血液循环

在腋下测量的体温仅是"体表温度"，要比身体内部的"深部体温"低将近1℃。在"皮肤温度"为36.5℃左右时，我们的身体机能可以维持最佳状态。而现在，"体表温度"为35℃左右，也就是所谓低体温的人正在不断增加。

据说50年前日本人的平均体温为36.8℃，食物等生活环境的变化对体温产生了影响。

体温下降会导致免疫力下降，更容易患上包括癌症在内的所有疾病。同时还会导致血液循环变差，心血管病自不必说，还容易产生肩部酸痛等疾病。

冬天当然一定要注意保暖，就是使用空调的夏天，也不能尽吃凉的东西，要有意识地多喝些热汤。不过，要注意控制盐分的摄入，少喝咸味的东西。此外，生姜、辣椒中含有能升高体温、促进血液循环的成分，也可适量食用。

第七章

百岁老人共同遵守的10个原则

全世界的统计数据告诉我们长寿的秘诀

意大利、哥斯达黎加、日本……
全世界的长寿老人正在实践的、"人生百岁时代"的
饮食方法、生活方式是什么?

长寿者遵循的相同原则

依据世界范围的数据统计得出的"对身体有益的饮食方法"

这 35 年间，世界人口平均寿命增长了 10 岁。在日本，"人生 50 年"这种说法已经落伍，现在"活到 100 岁"才是常态。

事实上，日本的百岁老人已经突破了 6 万人。未来我们可能也会成为其中的一员吧。

但是，每当我把这个信息传达给患者时，大家都会笑："活不了那么久也不要紧，能活 85 岁就满足了。"

但是，问百岁老人"您觉得自己已经活够了吗？"好像都会说"还想活更久"。这可能是因为他们拥有了只有长寿达 100 岁才能感受到的幸福感与较少烦恼的独特宇宙观吧。

如果能体味到这种美妙的世界的话，我们也想活过 100 岁吧。

那么，为此我们该做些什么呢？

比起听那些没有活到 100 岁的人的解释，直接向实际活到 100 岁的老人讨教岂不更好？现在有位 40 岁的研究者告诉我们"这样做可以长寿"，可他自身能活多久也还是未知数。

与之相比，我更愿意了解百岁老人他们平时吃什么、怎么生活，效仿他们。

关于长寿者的生活，以前世界上就有各种各样的调查。研究结果表明，不论是在健康长寿者多的地方，还是卧床不起、寿命短的人多的地方，这两类正相反的地区，都分别聚集着遗传基因不同的人。

也就是说，从统计数据可以看出，比起天生的体质，后天的饮食等生活习惯对寿命的影响更大。

第一章中提到的近藤正二博士的研究也是如此。根据他的调查，海边与深山都有长寿村与短寿村，而它们的饮食也各有特点。

最近，在意大利南部的叫作阿西亚罗利的地区，因超过百岁的老人特别多而引起关注。据说，在该地区生活的老人们的毛细血管都非常年轻，甚至有的人相当于 20 岁的年轻人。他们有着食用新鲜的蔬菜、鱼和橄榄油的习惯。

另外，曾任美国《国家地理》（*National Geographic*）杂志记者的丹·比特纳（Dan Buettner）曾报道过长寿者较多的地区，并将他的调查结果写入了《蓝色地带》（*Blue Zones*）一书。题目《蓝色地带》指的就是这些超过百岁的长寿老人较多的地区，书中具体举出了以下 4 个地区：

· 意大利撒丁岛中部
· 日本冲绳北部
· 美国加利福尼亚州罗马琳达
· 哥斯达黎加尼科亚半岛

本章解读这些珍贵的文献，并想尝试以我自己的方式总结长寿者的"生活相同点"。

这些"生活共同点"非常重要，是否长寿不是单纯用国籍能够囊括的。比如，冲绳县就是典型的例子。《蓝色地带》中指出了冲绳地区存在着关于寿命的"2个小组"。

一个是百岁老人居多的北部。这里的人日常食用苦瓜，自古就有这样的生活习惯。

另一个是南部那霸附近地区。他们大多食用快餐以及午餐肉等，导致肥胖者增加，因患心血管病而较早死亡的人在日本居首位。

为了不被这些物质所毒害，让我们掌握下面介绍的长寿者所坚持的原则，长命百岁，尽情享受这个美好的世界吧！

【远离肥胖、衰老、疾病的真正超能食品】

大豆等豆类中不仅含有优质的植物性蛋白质，还富含防止动脉硬化的维生素 E。

另外，具有抗氧化作用的多酚含量也很丰富，可以守护我们的身体，远离衰老。

实际上，在世界上的长寿地区，人们经常吃豆类。

特别是意大利的撒丁岛中部的巴巴吉亚地区，他们会日常性地食用一种小的蚕豆。

在冲绳，自古就有以一种是以大豆为原料的稍微偏硬的木棉豆腐，叫作"岛豆腐"，被用于制作苦瓜杂炒等乡土料理。坚持吃这种岛豆腐的人和改变了饮食结构吃快餐的人之间，其健康状态和寿命长短都出现了差距。

为了年过百岁时也精神抖擞，让我们积极地摄取豆类吧!

日本的超市最容易买到的就是豆腐、纳豆、豆浆等大豆制品。希望这些食品能够成为大家日常餐桌的常客。

毛豆、蚕豆、四季豆、荷兰豆等处于旺季的时候，稍微用开水焯一下吃是最棒的。

另外，比如小豆、鹌鹑豆、鹰嘴豆、小扁豆、花豆等晒干的豆子，一年四季都能买到。不仅是这些干豆子，最近还有开袋即食的"水煮"型商品，这些商品在各类超市均有销售，如果能好好利用这些商品，就很容易增加豆类的摄取量。

这些豆类人们以前大多是吃煮的甜豆子。但实际上甜豆里有很多砂糖。

与其吃甜豆子，不如吃水煮的豆子，加在蔬菜沙拉里，或者加入不带甜味的美洲辣豆酱等菜肴中，都是不错的选择。

【讨厌吃蔬菜的人没有长寿的】

讨厌吃蔬菜的人不长寿，这已经是不容置疑的事实。近藤博士走访中发现：只吃鱼、大量食用米饭，而且蔬菜的摄取量很少的村子，全都不长寿。

如果想健康长寿的话，我们每天要吃 350 克的蔬菜。

350 克，就相当于各种蔬菜放满双手的量。

您可以用秤称一下，做到自己心中有数。

即使说"吃不了那么多"，也不能依赖蔬菜汁。蔬菜汁中含有大量的糖类成分，并且无法摄取到非常重要的膳食纤维。

蔬菜中含有的膳食纤维可以成为肠内细菌的饵料，调整肠内环境。日本人每天的大便量正在持续减少。战前每人大概排便 350 克左右，但是现在已减至 200 克以下。也就是说，蔬菜的摄取量在不断减少。

另外，选择蔬菜我们要讲究一些，尽量吃无农药的蔬菜。

世界上的长寿地区，人们都在食用自然生长的蔬菜。

特别是美国加利福尼亚州的罗马琳达，有一些被称作为基督复临安息日会的基督教信徒，他们所居住的地区拒绝使用农药和添加物。

很多年轻力壮的男性讨厌吃蔬菜，那是因为他们不懂得蔬菜真正的味道。比如，在便利店销售的蔬菜沙拉中，是使用了 除菌剂 等添加物的。绝对不能凭借食用那样的蔬菜沙拉来判断蔬菜的味道，就断定"蔬菜不好吃"。

吃蔬菜，要选择标有有机认证符号的蔬菜；如果无法买到那样的蔬菜，就要认真清洗，除去残留农药（当然，过分清洗也会造成维生素和矿物质的损失）。

另外，尽量吃多种多样的蔬菜。比如西蓝花、生菜、西红柿，蔬菜中所含的营养素各不相同。通过食用多种多样的蔬菜，可以均衡地摄取维生素和矿物质。

【不是激烈的运动，而是锻炼腰腿的运动】

在意大利的撒丁岛及冲绳北部生活的长寿者中，有很多人生活在坡路较多的地区，因为那边的坡路多，他们需要时常地上下坡。

近藤博士实施的调查结果也是一样，背着背包随机进入的深山里就是一个长寿村。

另外，近年因为长寿而受世界瞩目的香港也是有很多陡坡的地区。

似乎经常上下坡确实能让人长寿。

上下坡是一种适度的有氧运动，可以锻炼你的心肺功能。而且平时在平地生活时用不到的肌肉也会被用到，所以可以锻炼腰腿。

年龄越大腰腿的健康就越重要，腰腿不好的话会有骨折的风险。稍微摔一下就容易骨折，进而造成卧床不起的老年人有很多。

另一方面，腰腿好的话就可以自己到处走，扩大社交圈，去世界各地旅行，大开眼界，不论多大年纪都能够主动接受新鲜事物的刺激，那么他患痴呆的概率也会下降。

大家也趁着现在身强力壮每天多走走坡道吧，也可以靠爬公司的楼梯来锻炼。

不过，长寿地域的人们虽然会经常运动，但却不会做剧烈运动。

做剧烈运动的话，呼吸频率也会加快，产生大量的活性氧，加剧老化。这种不自然的运动，最好还是不做为妙。

有很多人为了健康去跑步，在用脚踩到混凝土地面的时候，循环于脚掌的毛细血管的血液中的红细胞会被踩碎，这一点已经有研究表明。马拉松选手贫血多发就是由此造成的。

在世界大赛中出场参赛的著名选手会配有专业的训练员与营养师，可还是会出现贫血现象。以科学证据很难推断出"普通的职场人士通过长距离奔跑会变得长寿"这样的结论。

然而，"经常上下坡的人长寿者有很多"这一点是有数据证明的。今后多走走坡路可以说是一种明智的选择。

原则 4　活到老工作到老

【参加体力劳动是长寿的秘诀】

近藤博士调查走访长寿村的时候，在日本的偏僻地区，没有人是"工薪族"。他们大部分是从事农业、渔业、林业等工作，没有退休，不分男女，而且一直工作到老。

而且，在进行调查的初级阶段，他们竟然推测：从事重体力劳动是否会缩短人的寿命。结果发现，"从事重体力劳动地区的人更长寿"。

这种倾向在世界其他地区也一样，撒丁岛的一个叫作西拉努斯的长寿村，那里也有超过 100 岁的且长时间从事体力劳动的牧羊人。

只要身体能动，还是继续工作为好。

但是，如果在单位上班的话，工作期限就会有上限。现在日本的许多职场人士，都会在 60 岁迎来退休。虽然他们很多人选择了延长雇佣时间，尽量晚一点退休，但是他们总会迎来退休的命运。

因此，希望大家能够转换一下思维方式。所谓工作，不仅仅是在工作岗位上做的事情。随着人工智能（AI）的日益发展，我想一定还会产生很多新的工作吧，挑战这些新的领域也很精彩。

或者没有金钱收入的工作也非常不错。

通过做志愿者参加地区的活动，也是非常了不起的工作。

最好的工作也许就是"做家务"，其中打扫房间是最为推荐的。不用吸尘器，用抹布擦地板，就是非常好的运动。

做菜也是防止变糊涂很好的办法。先想做什么菜，然后做好安排，再去做饭菜，是相当用脑的活动。而且，还能把通过本书学习到的营养知识发挥出来。

特别是男人，辞去单位的工作以后，交际圈一下子变得非常狭窄，很容易一个人把自己关在家里。在家里如果什么也不做且傲慢自居，最终就会落得被妻子当作碍事的大型垃圾而扫地出门的可怜下场。你一定要承担一些打扫或者做饭菜这样的家务，让妻子高兴高兴。特别是自己做饭菜，你也能够了解什么才是真正好吃的东西。

其实，职场人士和家庭主妇这种夫妇形态的形成，是最近的事情。古代一直都是不分男女，活到老工作到老。退休以后，请大家就按照祖先那样的方式生活下去吧。

【自己有被需要的感觉】

　　能够健康地迎来一百岁的人，不论年龄几何，都能积极阳光，过着有意义的生活。

　　不过，这种生存意义并不一定是多么了不起的东西。比如在撒丁岛放羊是一种人生价值，在日本村子的田地里耕作也是一种人生价值。

　　重点是，无论年龄几何，"拥有该做的事情"这一点很重要，从早到晚都坐在电视机前发呆是不行的。

　　本来，只要人还活着，就不可能"没有事情做"，整理着装、买东西、洗衣服等要做的事很多很多。

　　健康的老人大多都愿意尽可能地亲自准备饭菜、叠被子等这些日常起居的事情。也就是说，每天的日常生活能够亲力亲为、自力更生就是最大的人生价值。

　　世界级的登山家三浦雄一郎先生的父亲敬三先生，直到 101 岁 325 天去世为止，都是一位现役滑雪运动家。在妻子去世后，他一直坚持一个人在独门独院的房子生活，自己照料自己的衣食起居。雄一郎因为担心父亲而邀请他和自己一起居住，也被父亲回绝了。

　　从医学上来说，无论身体还是大脑，充分活动都是有益的，因为上了年纪就想轻松点这种想法是错误的。

就算不能做到年轻时那样，也要做些力所能及的事。不要轻易地把事情都交给家里的年轻人，让自己过于轻松。

根据内阁府以老年人为研究对象进行的调查显示，能否感受到人生价值，很大程度上受到健康状态的好坏和是否有朋友等因素的影响。

重要的是，长寿的意义不在于一直卧床不起、不得不依靠被人照料延续生命，而是要为社会、家人、朋友做出贡献，有"自己被需要"的感觉。

而且，还要充分明白"被需要"的状态，即使退休了，这种状态也是可以被营造的。

【早期发现、早期治疗是健康的基础】

在《蓝色地带》中提及的美国加利福尼亚州的罗马琳达，生活着很多基督复临安息日会的教徒。

他们平日经常吃蔬菜、坚果，做些散步这样的轻量运动，除了通过志愿活动来维持与社会的关联之外，还会进行全面彻底的健康体检。为了实现长寿，早期发现癌症、心肌梗死以及脑出血等关乎生死的恐怖疾病，并接受适当的治疗，我认为这些是十分必要的。

但是，仅是接受现行的一般性"健康体检"是很难实现的。就算拍肺 X 光照片、胃的钡餐造影、腹部 B 超检查，早期癌症也是发现不了的。

我自己定期进行，并想向患者推荐的，是以下几种检查：

①直接用内窥镜检查胃与肠

胃的钡餐造影检查，不光会让你受辐射，也经常会漏掉早期的癌。而且，发现异常的话也会再让你做内窥镜检查，那不如一开始就这么做会更高效。

另外，做便潜血检查时，若发现混杂着血液的话，说明大肠癌已经相当严重了。现在无论男女，患大肠癌的人都在急速增加，必须用内窥镜做精确的检查。现在为了让患者在检查时不会太痛苦，会注射麻醉剂，让患者在安稳的睡眠中完成检查，没有一点痛苦。不适应泻药的人我推荐接受最新的 3D-CT 检查。

②做胸部与腹部的 CT 检查

不管是拍肺部的 X 光片，还是做 B 超检查，小的癌都是无法发现的。通过 CT 做切片性的观察，可以早期发现肺、胰脏、胆囊、肝脏、肾脏、卵巢等部位的癌。由于胸部 CT 检查也能照出心脏的血管，如发现有异常，也可以做冠状动脉 CT 这种简便的精密检查，这可以切实地预防心肌梗死。

③做大脑的 MRI 检查

尽早地发现脑动脉瘤及小的脑梗死，提前服用预防的药，就可以避免丢掉性命或是留下重症后遗症。同时也可以预防蛛网膜下腔出血，这种病在年富力强的职场人士中患病人数较多。另外，还可以发现脑肿瘤。如果同时做海马体的萎缩度检查的话，还可以预防阿尔茨海默病（老年痴呆）。

原则 7　不宜吃得过饱

【不要吃得过饱，养成七分饱的习惯】

尽管年事已高，还仍然能健康行动的人，都没有"吃得饱饱的"。因为吃得过饱后，身体就会变重，行动就不便。

绳文人当时应该是得不到充分的食粮吧！考虑到还会受到其他动物的袭击，所以我想他们应该是不会吃得太饱吧！

世界变得富足了，人们就变得开始追求饱腹后的喜悦。但是，糖尿病这种文明病增加以后，大家又开始意识到，吃得过饱有害，又开始提倡"吃八分饱"。

庆应大学医学部百寿综合研究中心的特聘教授广濑信义先生的研究表明，活到百岁老人的共同特点中，其中一点就是"吃八分饱"。吃得太少没有力气，但是吃得太饱又不行。

不过，对人类来说，吃东西会带来愉悦，这是不可改变的。很多人抵不住这种诱惑。特别是在饥饿的状态下好不容易吃上饭的时候，就更难实现八分饱。

即使这样，这次，我在我的书中提倡"吃七分饱"。但是，这和"忍耐饿肚子"是完全不同的。本书的目的只是想让大家脱离"饥饿→暴饮暴食"的怪圈，知性地管理自己的"饮食"。通过对恒河猴的长寿研究得知，30%的热量限制是有益于长寿的。

为了避免血糖值的大幅度变化，避免"饥饿→暴饮暴食"的怪圈，请留意以下几点。

- ·如果吃同等量食物的话，增加一天用餐的次数
- ·通过细嚼慢咽，将饱腹的信号传到大脑
- ·选择需要认真咀嚼食用的食品

通过这样改变您的饮食模式，"即使吃七分饱，肚子一点也不饿"就会成为可能。不用受饥饿、空腹感的折磨，就可以践行绳文人的饮食生活。

【说酒精对身体不好，这是天大的谎言】

正如本书多次指出的那样，葡萄酒可以使人健康长寿。

那些住在撒丁岛精神矍铄的老人中，有的人在做体力劳动的同时，每天还会喝一升葡萄酒。

不仅限于葡萄酒，一直陪伴着人类的酒精，应该不会是对人体有害的饮品。

冲绳人也一直都有喝泡盛烧酒的习惯。崇尚医食同源的中国人自 7000 年前就开始饮酒了，近来成为世界上最长寿的香港人，不光喝中国酒，还常喝红酒。

事实上，据可靠研究证明，酒，尤其是葡萄酒对人体有益。

富含多酚的红葡萄酒，具有很强的抗氧化作用。2004 年德国的一项报告指出，干白葡萄酒有瘦身功效。

不管是哪种酒，都可以降低血糖。以我自身持续测量血糖值的经验来说，每次晚饭喝过葡萄酒之后，第二天空腹的时候血糖一定会降低。

明明没有宗教的戒律，就不要做些奇怪的自我规制了吧。

不能喝酒的人会陷入"喝酒→不舒服→酒对身体有害"的思考回路中，这也难怪。但是，没必要把能喝酒的人也带入其中。

我觉得，在一天将要结束时，享受一下饮酒的欢乐时光，这也是一种保持长寿的不可或缺的生活方式。

　　有些不胜酒力的医生会警告你说"喝太多会酒精中毒"，但本来就不是很能喝的日本人是不可能喝到酒精中毒那种程度的。那只不过是些例外情况。如果您是一位了解自己的职场人士的话，一定会养成良好的饮酒习惯的。

【可可的成分有各种健康功效】

1997 年，法国一位叫作珍妮·卡尔曼的女士去世了，享年 122 岁。她生前甚至与凡·高见过面，足以说明她的长寿。

卡尔曼女士最喜欢喝红酒与吃巧克力，有报道说她一周要吃 1 千克的巧克力。

作为巧克力原料的可可里富含可可多酚，有很强的抗氧化作用。或许是红酒多酚与可可多酚的相互作用产生的效果抑制了卡尔芒女士的老化。

另外，寿命比卡尔曼女士的稍稍逊色，活了 120 岁的美国人萨拉·劳斯，据说她生前也很喜欢吃巧克力。

日本的研究也表明，富含可可的巧克力有降低血压的功效。人们认为这是因为可可多酚可以减少血管炎症，使收缩的血管扩张，从而导致血压下降。

同时，可可里富含钙、锌、镁、铁等矿物质，这些成分的存在也可以帮你健康长寿。

有吃零食习惯的人、工作期间忍不住偶尔吃点儿小点心的人，不妨今后试试吃巧克力。

当然，也要注意不要吃太多。

可可成分超过 70% 的黑巧克力，一天摄取 25 克为理想状态。

再有，由于白巧克力中掺入了可可脂，所含的多酚与矿物质成分不及黑巧克力，所以不宜过多食用。

如果经常吃含有很多砂糖而可可成分较少的巧克力，反而会让人变胖。所以请注意一定要选择恰当的巧克力，并保持适量原则。

【医生良莠不齐，需要您具有分析辨别能力，自己选择】

长寿者原本就是健康的，这是一个方面。但是，活得时间长了，就要体会各种疾病。他们幸运的是，得病的时候，去了好的医疗机构。

在基督复临安息日会信徒们生活的美国加利福尼亚州罗马琳达地区，健康管理相当彻底，有一所非常好的大学附属医院，在那里做全面体检，若发现疾病的话，就可以接受最高水平的治疗。

现如今，关于医疗的各种信息处于错综复杂、鱼目混珠的状态。大家必须拥有一双识别好医生的眼睛。

作为糖尿病的专科医生，通过常年行医深深体会到，医生也是良莠不齐。糖尿病的主治医里竟然有不做尿微量白蛋白检查的，那可能就是庸医。选择医生是特别重要的，当然也包括治疗癌症在内的外科医生。而且，最近在内科也有做心脏导管治疗、胃、肠等内窥镜治疗的医生。

在同样都是意大利菜的餐馆里，也有好吃的店和不好吃的店，因为厨师的水平不一样。像这种水平不同的问题，在医生中也同样存在。

如果找了庸医看病，受害的是患者。到时候，您尽管悔恨"因为他是医生，我那么相信他"，那也为时已晚。

水平高的医生不一定在大医院。在群马大学、千叶大学的附属医院里，接二连三地发生患者死亡事故，这件事大家还记忆犹新吧！

在职场上，由于自己平时工作的习惯，大家总会倾向于相信"大地方"。但是，在选择医生的时候，请您抛弃这种想法。

请您多听听医疗相关人士、实际患病患者的经历等，从各个角度收集信息，提高您作为患者的分析辨别能力。

结语　从知晓自己"一无所知"开始吧

"健康是做好工作的首要前提！"

一有机会，我就会跟步入社会工作的职场人士强调这句话。于是，大多人都会回应我说："我知道。"虽然他们这么回答，但其实他们"并不知道"。

大家看待健康就像看待空气一样——认为它的存在是理所当然的。

但如果感冒发烧到 38℃，就会想："啊呀，真难受啊。健康真好。从今往后，我一定要好好爱护身体。"即便如此，病愈之后也会马上"失忆"。真是好了伤疤忘了疼啊。

我的诊所也有这样的患者，他明知自己的糖尿病如果置之不理将会有怎样的结果，可还是听之任之。直到病情加重到无可救药的地步，被之前一直治疗的医生告知"只能做肾透析了"，这才来我这里问诊，慌慌张张地寻求帮助。

透析治疗需要每周接受 3 次，1 次 4 个小时，因此生活质量会严重下降，也几乎不可能像之前一样继续工作。这位患者拿到了一级残疾证，并且医疗费也全部减免。这正说明了他的病情有多严峻。

将自己搞到如此严重地步的患者大多是男性，而且也都是成功人士。恐怕他们在三四十岁的时候就被告知血糖值存在异常了，但是因为没有出现不适的症状，就置之不理并全身心地投入到工作中。也就是说，嘴上说着"我知道"，但实际却采取着"一无所知"的行动。

男性群体中有不少人会这样说："我选择度过绚烂而短暂的人生！我才不会接受糖尿病治疗呢！"但越是这样的人，到了肾透析的地步后越会追悔莫及。

另外，也有些人想象自己得知患上癌症的情景，并表示"我不会接受'积极治疗'""我会接纳自己的癌症"等，这也是自以为"明白"实则"一无所知"的典型例子。

因为他们不知道癌症的恶化情况会多么严重，所以才能说得这么洒脱。等到真正发展到晚期，大概会疼痛不堪，奔赴医院吧。

对于自己的身体，也许您自己觉得是"清楚了解"的。但希望您能留意到，实际上您还是"一无所知"的。请从知晓自己"一无所知"出发，改善自己的饮食生活吧。

即使我只是作为旁观者观察我的患者们，也能感受到他们在勉强自己。不同于以往，如今夫妇一起工作变得理所当然，特别是男性，越来越疏忽于对自己的健康管理。

其中证据之一就是，越来越多年轻力壮的中年男性出现了肥胖现象。

对这样年富力强的职场人士，请允许我再次向各位讲述本书中的三个重点：

第一，你应该加以注意的并不是热量，而是**糖类**。现代社会中有很多这样的陷阱，一不注意就会陷入过度摄取糖类的境地之中。避免"肥胖→衰老→患病"的唯一饮食法，就是做到摆脱这样的陷阱，减少糖类摄取量，不让血糖值有较大波动。与此同时，这也是提高注意力，做出最佳表现的饮食法。

第二，避开人类诞生之初没有的非天然的化学物质，保护自己的身体不受氧化、糖化的危害，调动出自身本来就具备的免疫力。饮食是我们为了健康强壮地生活下去、事业取得成功的最佳技能。

第三，请接受能够及早发现癌症等病症的精准检查。如此一来，便能轻松地保护自己躲过癌症、心肌梗死等困扰。

虽然现在经常谈论工作方式的改革，但改革不能依靠他人，最终还是得自己保护自己。

您的健康是重中之重。为了保证您的健康，请您务必认真思考您的饮食。

牧田善二

2017 年 9 月

饮食术
——风靡日本的科学饮食教科书